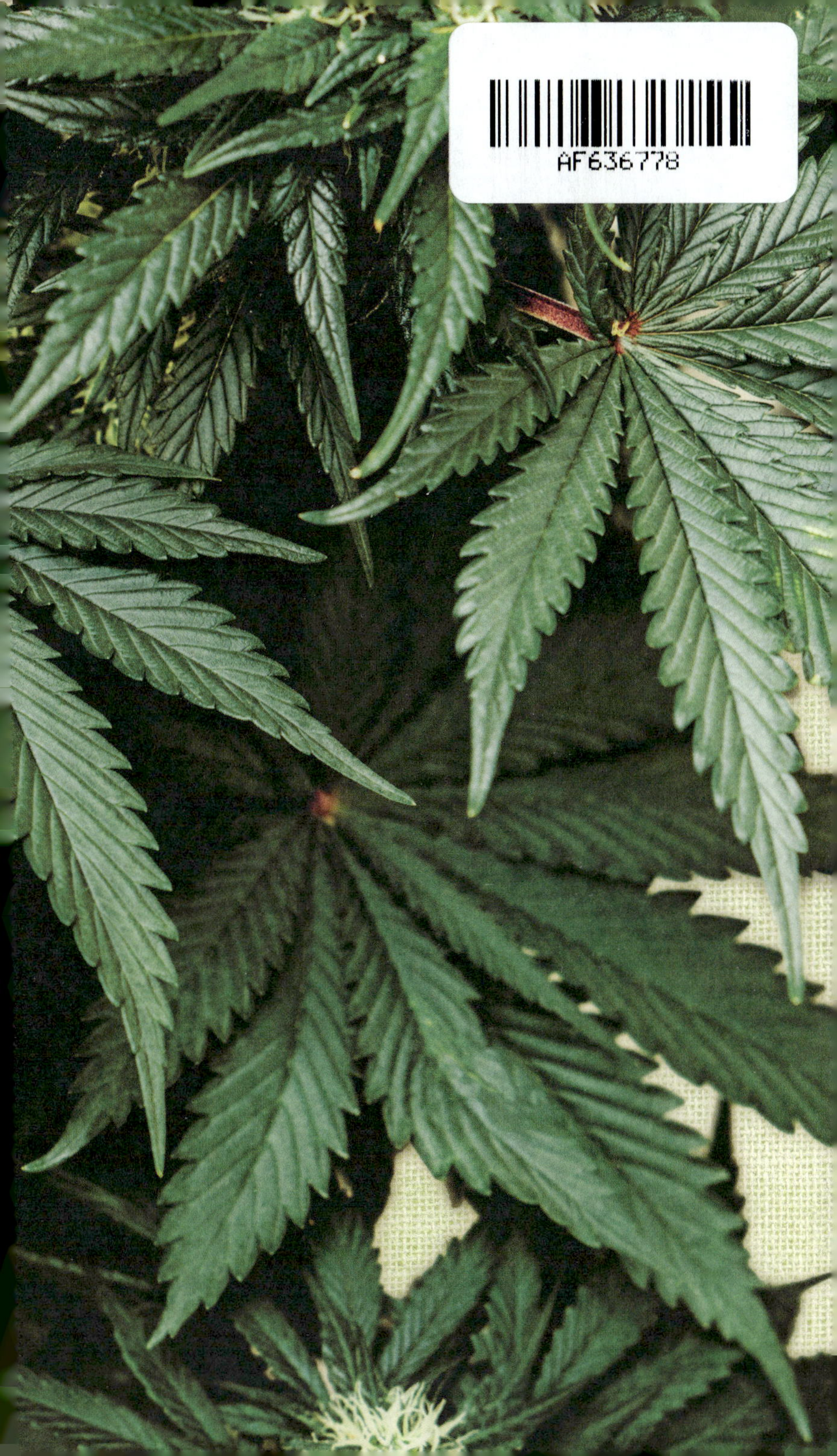

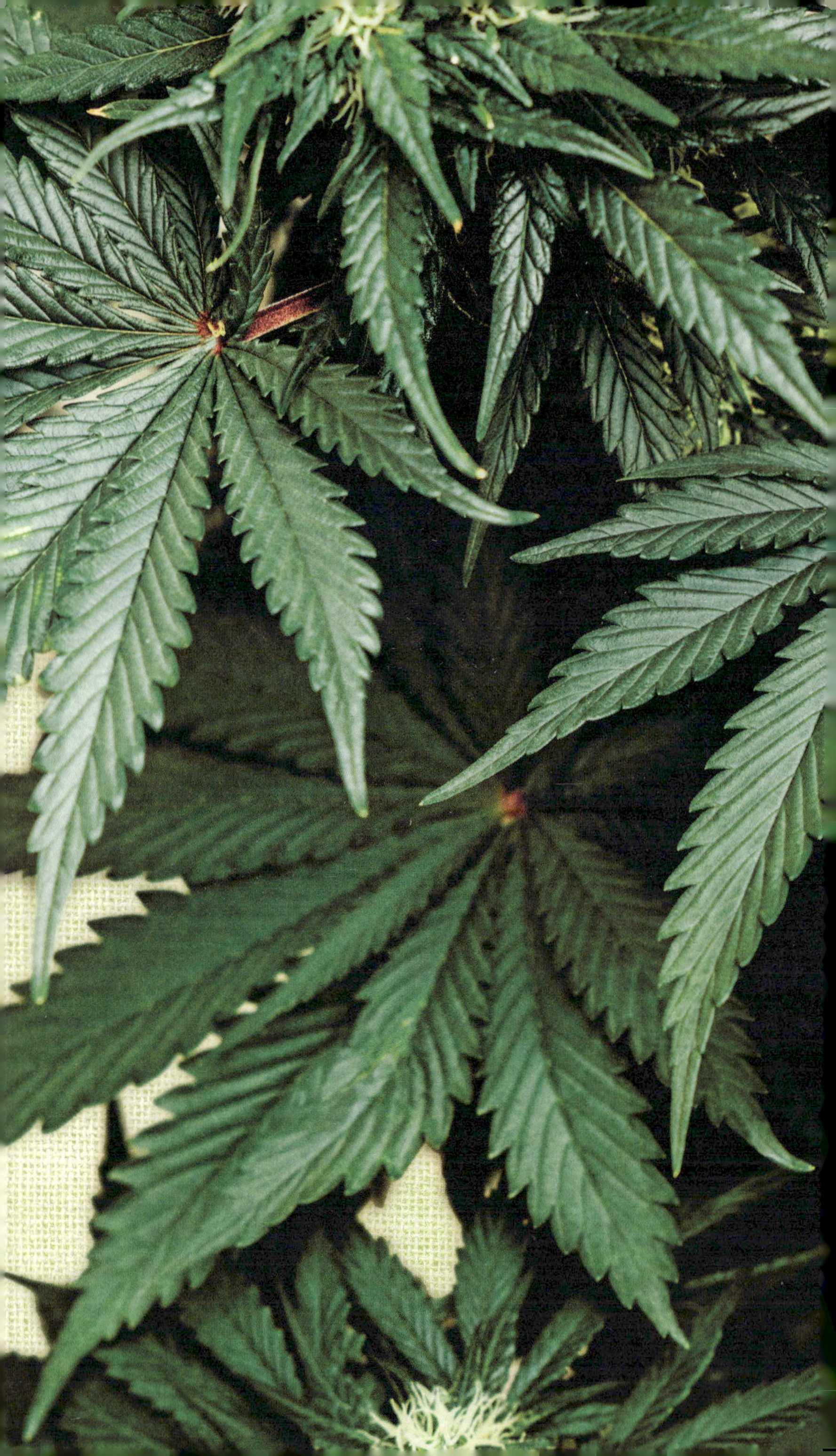

KNAUR
MENSSANA

Elfie Courtenay

Die *Hanf*-Apotheke

Rezepte für ganzheitliche Heilung, Gesundheit, Schönheit und Wohlbefinden

KNAUR
MENSSANA

Die in diesem Buch vorgestellten Rezepturen wurden von der Autorin und dem Verlag sorgfältig geprüft und haben sich in der Praxis bewährt. Da jeder Mensch für sich besonders ist, können wir allerdings Ergebnisse nicht garantieren. Der Verlag und die Autorin schließen jegliche Haftung für Gesundheits- und Personenschäden aus.

Besuchen Sie uns im Internet: www.mens-sana.de

Aus Verantwortung für die Umwelt hat sich die Verlagsgruppe Droemer Knaur zu einer nachhaltigen Buchproduktion verpflichtet. Der bewusste Umgang mit unseren Ressourcen, der Schutz unseres Klimas und der Natur gehören zu unseren obersten Unternehmenszielen. Gemeinsam mit unseren Partnern und Lieferanten setzen wir uns für eine klimaneutrale Buchproduktion ein, die den Erwerb von Klimazertifikaten zur Kompensation des CO_2-Ausstoßes einschließt. Weitere Informationen finden Sie unter: www.klimaneutralerverlag.de

MIX
Papier | Fördert gute Waldnutzung
FSC® C083411

Originalausgabe 2022

Ein Imprint der Verlagsgruppe Droemer Knaur GmbH & Co. KG, München

Redaktion: Karin Weber
Zitat S. 64–65: Abdruck mit freundlicher Genehmigung der AT Verlag AG, Aarau/München. © Christian Rätsch, »Hexenmedizin – verbotene Medizin: Von der Inquisition zum Betäubungsmittelgesetz«, in: Claudia Müller-Ebeling, Christian Rätsch und Wolf-Dieter Storl, Hexenmedizin - Die Wiederentdeckung einer verbotenen Heilkunst – Schamanische Traditionen in Europa, AT Verlag: Aarau 1998, S. 242-244
Zitat S. 69-70: © 2022 – Institut für Veterinärpharmakologie und -toxikologie
Zitat S. 70: © Tierklinik Ismaning GbR
Zitat S. 71–73: Abdruck mit freundlicher Genehmigung von © Tiermedizinportal.de
Zitat S. 220: © European Industrial Hemp Association (EIHA)
Covergestaltung: atelier-sanna.com, München
Coverabbildung: Separisa/Shutterstock.com
Abbildungen im Innenteil: Shutterstock.com
Satz: Adobe InDesign im Verlag
Druck und Bindung: CPI books GmbH, Leck
ISBN 978-3-426-65904-5

5 4 3 2 1

INHALT

EINFÜHRUNG

Die eigentliche Bedeutung einer Entdeckungstour
liegt nicht immer darin, etwas vollständig Neues zu finden,
sondern darin, es mit neuen Augen zu betrachten.

Dies trifft bestimmt auf viele Lebensbereiche zu, aber ganz besonders auch auf den Inhalt dieses Buches. Viele Leser hatten vermutlich schon mal auf die eine oder andere Weise mit Cannabis zu tun, wissen aber ansonsten nicht viel über diese absolut ungewöhnliche und erstaunliche Pflanze. Und manches von dem, was man schon mal irgendwo über Cannabis gehört oder gelesen hat, hat vielleicht eher verunsichert und noch viele Fragen offengelassen.
Das ist nicht verwunderlich, denn bis vor Kurzem waren der Besitz und der Gebrauch von Cannabis verboten. Es galt als Rauschmittel, das die einen mieden und die anderen heimlich nutzten, immer darauf bedacht, sich nicht erwischen zu lassen.
Doch durch den aktuellen Beginn einer schrittweisen Legalisierung entstehen nun überraschende und bisher ungeahnte Aussichten: Das betrifft den Anbau von Hanf, seine vielfältigen Nutzungsmöglichkeiten, aber und vor allem den noch wenig bekannten, aber bedeutsamen Einsatz zu medizinischen Zwecken.
Mittlerweile profitieren immer mehr Menschen vom hervorragenden gesundheitlichen Nutzen, den der Genuss von Hanfsamen und speziell von Hanfsamenöl mit sich bringt. Deshalb bietet dieses Buch unter dem Motto »Gesunde Gaumenfreuden« auch jede Menge köstliche Rezepte, und ich wünsche Ihnen ganz viel Freude beim Zubereiten und Genießen.
Da das Buch in der Phase erster Legalisierungsschritte und beginnender gesetzlicher Veränderungen entstanden ist, bleibt zu hoffen, dass diese Schritte mutig weitergegangen werden und die Cannabis-Forschung, vor allem im Interesse der medizinischen Nutzung, intensiv vorangetrieben wird. Erkrankte, die nicht mit herkömmlichen chemischen Mitteln behandelt werden können, sollten endlich legalen Zugang zu bezahlba-

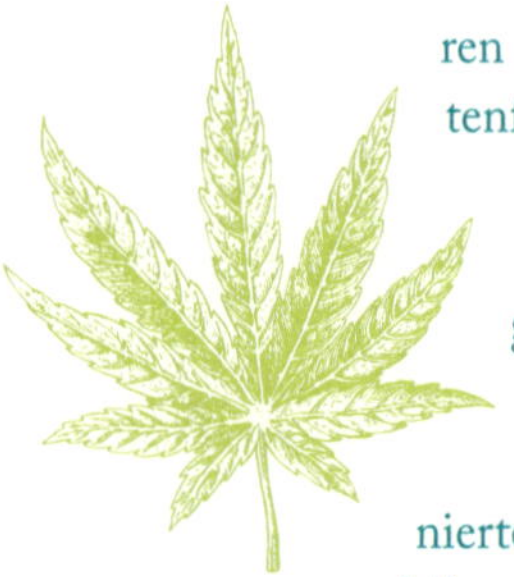

ren Cannabis-Medikamenten bekommen, die bestenfalls in Zukunft auch von den Krankenkassen übernommen werden.

Heute, am Anfang des Jahres 2022, steht die Legalisierung des Eigenanbaus von Cannabis noch aus. Aber wäre es nicht ein inspirierender Gedanke, diese einzigartige, zu Unrecht diskriminierte Pflanze im eigenen Garten wachsen und gedeihen zu sehen? Galt sie unseren Vorfahren doch einst als »heilige Pflanze« und als ein »Geschenk der Götter«. Nun wünsche ich Ihnen, liebe Leser, eine spannende Entdeckungstour durch dieses Buch. Es steckt voller Informationen zur Tradition des Hanfanbaus, zu neuzeitlichen Hanfpionieren, zu medizinischen Forschungen und schamanischen Anwendungen. Und natürlich finden Sie auch viele Anregungen, wie Sie den Hanf für Ihre eigene Gesundheit nutzen können. Viel Freude beim Lesen, Entdecken und selber Ausprobieren!

Teil I

Über die Geschichte des Hanfanbaus

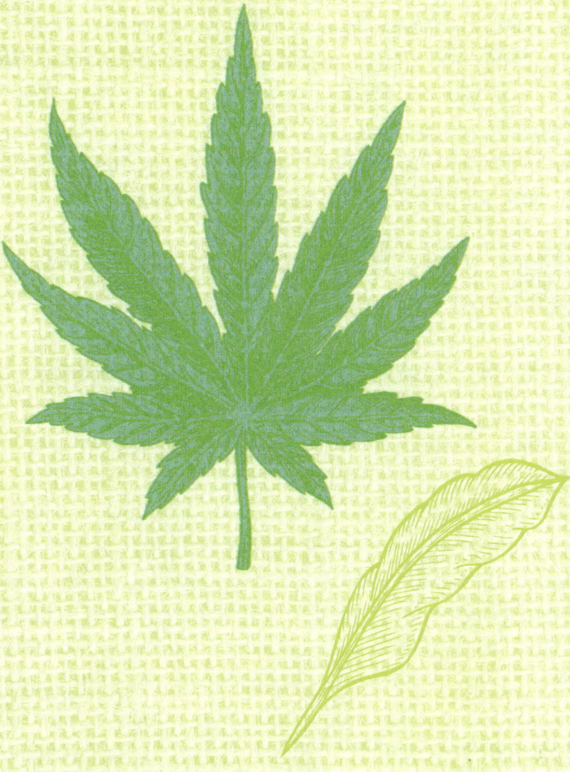

MENSCH UND HANF – SEIT JAHRTAUSENDEN UNZERTRENNLICH

Wo genau der Hanf zuerst wuchs und wie er sich über Länder und Kontinente hinweg immer weiter ausbreitete, kann heutzutage nur noch vermutet werden. Sicher ist aber, dass diese einzigartige Pflanze die Menschen schon durch viele Zeitalter und Generationen hindurch bis zum heutigen Tag begleitet.

Es wird angenommen, dass die Urform des Hanfs aus den Steppen Asiens stammt und sich von dort aus bis nach Afrika und Europa ausgebreitet hat.

Aus vielerlei Grabfunden in unterschiedlichen Regionen wissen wir, dass unsere Vorfahren schon vor langer Zeit herausgefunden haben, wie sie den Hanf nutzen konnten. Sie schätzten seine schmackhaften Samen als Nahrung, pressten Öl aus ihnen und gaben sie ihren Verstorbenen als Wegzehrung ins Jenseits mit. Aus den robusten Fasern spannen sie Garne, knüpften Fischernetze, drehten Stricke und webten Stoffe für Bekleidung und Segel, um nur ein paar wichtige Beispiele zu nennen.

Bevor es in Europa Baumwolle gab, war der Hanf eine der wichtigsten Pflanzen für die Menschen hier. Zwar wurden auch die Fasern von Lein, Flachs oder der Brennnessel geerntet und verarbeitet, aber sie waren weniger robust und hatten niemals die gleiche Bedeutung wie der Hanf. Er war für die Menschen *die* Pflanze für alle Lebenslagen: Nahrungs-, Nutz- und Heilpflanze – und für die Schamanen einiger Kulturen auch noch heilige Ritualpflanze mit Verbindung zur göttlichen Schöpfungskraft!

Irgendwann begannen die Menschen damit, den wilden Hanf auf Feldern anzubauen, zu kultivieren. Und schließlich fanden sie im Laufe der Zeit heraus, dass er ihnen nicht nur zum Überleben diente, sondern dass noch einige wirklich geniale andere Fähigkeiten in ihm steckten. Er ließ sich nämlich als wunderbare Heilpflanze gegen vielerlei Leiden gebrauchen – auch zur sanften Berauschung und Entspannung –, und so machten die Menschen immer wieder neue Erfahrungen, während sich ihr Bewusstsein veränderte und erweiterte. Deshalb muss es uns nicht wundern, dass Cannabis in einigen Kulturen als heilige Pflanze, als ein

Geschenk der Götter, verehrt wurde. Denn in keiner anderen Pflanze steckt so unglaublich viel Potenzial!

WOHER WISSEN WIR VON DER GESCHICHTE DES HANFS?

Diese enge Beziehung zwischen Mensch und Hanf besteht also offenbar schon seit Jahrtausenden rund um den ganzen Erdball. Indem Heiler und Schamanen verschiedenster Kulturen ihre Erfahrungen an die nächsten Generationen weitergaben, wurde das Wissen um die heilsame Kraft des Hanfs gehütet und sorgfältig bewahrt, damit es dem Wohl ihrer Gemeinschaften für alle Zeit dienen konnte.
Um die herausragende Bedeutung dieser uralten Kulturpflanze für die Menschheit besser nachvollziehen zu können, lohnt es sich, in der Zeit zurückzublicken. Tatsächlich wird die Quellenlage dabei aber sehr schnell dünner. Denn noch bis vor ungefähr 500 Jahren konnten die wenigsten Menschen lesen und schreiben, und so war es vor allem das tradierte, praktische Erfahrungswissen, an dem sich die Menschen orientieren konnten.

Eine besonders spannende Rolle bei der Erforschung der Vergangenheit spielen Ausgrabungen.

Denn sie sind wie Fenster in die Vergangenheit und können uns oft durch viele kleine Einzelheiten aufzeigen, wie die Menschen früher gelebt haben, wovon sie sich ernährt haben, woraus ihre Kleidung bestand und welche Art von medizinischen Kenntnissen sie hatten.

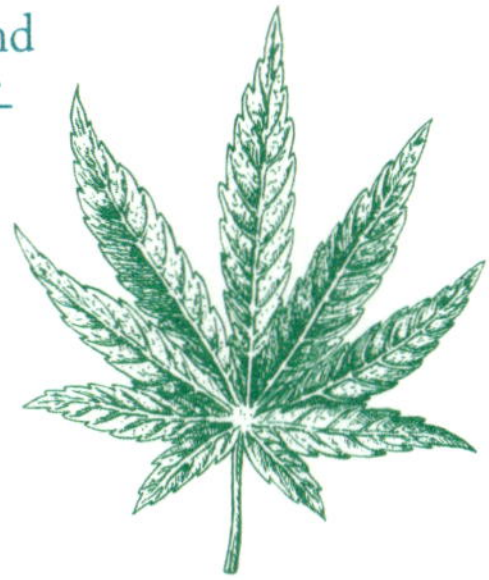

WICHTIGE ZEUGNISSE DER KULTIVIERUNG DES HANFS

Das Wissen über die Verbreitung des Hanfs besteht aus vielen Puzzleteilchen, und so sollen hier einige aufgeführt werden, damit wir vielleicht ein bisschen besser verstehen und nachempfinden können, welche besondere Bedeutung der Hanf für die Völker der Erde schon immer hatte, seit sie ihn entdeckt haben, vor Tausenden von Jahren!

ca. 2800 v. Chr.

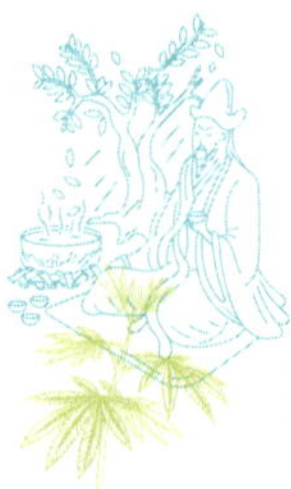

In China wurde Hanf seit dem Neolithikum, der Jungsteinzeit, als Kulturpflanze angebaut und genutzt. Schriftliche Hinweise darauf finden sich allerdings erst in den **Arzneimittelbüchern des chinesischen Urkaisers Shennong,** der um 2800 v. Chr. gelebt haben soll. In diesen Büchern wird Cannabis als heilige Pflanze beschrieben. Die Originalschriften sind zwar nicht mehr vorhanden, aber es existieren noch Abschriften aus späterer Zeit.
In der traditionellen chinesischen Medizin (TCM) nahm Cannabis seit jeher eine geschätzte und wesentliche Rolle ein.

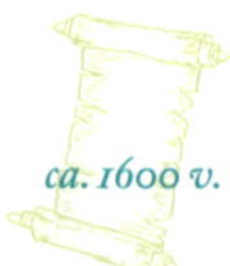

ca. 1600 v. Chr.

In Ägypten ist die Verwendung von Cannabis über verschiedene Papyri belegt. So liefert beispielsweise ein im Jahr 1872 entdeckter, umfangreicher **Papyrus** mehrere Hinweise zum medizinischen Gebrauch von Cannabis im 16. Jahrhundert v. Chr.

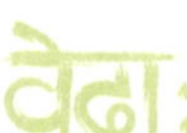

ca. 1500 v. Chr.

Wann der Hanf nach Indien gelangt ist, ist nicht bekannt, aber seine Verwendung als Heilmittel wurde bereits in den **indischen *Veden*** (1500–1300 v. Chr.) erwähnt.

In der ***Avesta,*** der heiligen Schrift der Perser, wird auf die betäubende Wirkung des Hanfs hingewiesen. Diese Aufzeichnungen sollen von dem Priester und Philosophen Zarathustra im 6. Jahrhundert v. Chr. verfasst worden sein. Auch in manchen anderen Überlieferungen wird der Hanf als Betäubungsmittel erwähnt, beispielsweise zur Durchführung chirurgischer Eingriffe, und wir dürfen annehmen, dass er zur damaligen Zeit vermutlich das einzig bekannte Mittel war, das dafür zur Verfügung stand.

ca. 600 v. Chr.

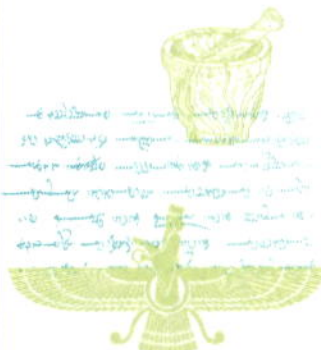

Der griechische Geschichtsschreiber und Philosoph **Herodot** (484–425 v. Chr.) berichtete im 4. Jahrhundert v. Chr. in ersten ausführlichen Beschreibungen über den Gebrauch beziehungsweise Missbrauch von Cannabis. Er spricht darin über die Dampfbäder der Skythen, eines indogermanischen Reitervolks:

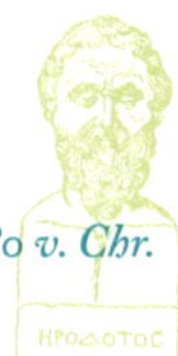

ca. 480 v. Chr.

> Von diesem Hanf nun nehmen die Skythen die Körner, kriechen unter ihre Filzzelte und werfen die Körner auf glühende Steine. Wenn die Körner auf diese Steine fallen, so rauchen sie und verbreiten einen solchen Dampf, wie er sich in keinem hellenischen Dampfbad findet. Die Skythen aber heulen vor Freude über den Dampf. Er gilt ihnen als Bad, denn im Wasser baden sie niemals.
>
> *Manfred Fankhauser*

Die möglicherweise ältesten Nachweise von Hanfsamen und Hanftextilien aus archäologischen Ausgrabungen in Mitteleuropa fanden sich in einem **Grab in Königsberg** (Unterfranken). Die Datierung der Römischen Kaiserzeit (27 v. Chr. bis 284 n. Chr.) gilt allerdings als nicht gesichert.

284 n. Chr.

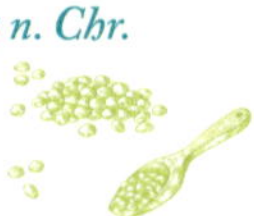

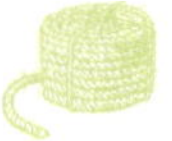

ca. 400 v. Chr.

In Mitteleuropa werden die ältesten Funde von Hanf auf die Hallstattzeit (800–400 v. Chr.) datiert. Bei einigen Bergarbeitern, die in einem **Salzbergwerk bei Salzburg** verunglückt waren, fand sich ein Stück Seil, das aus Hanfbast gefertigt wurde.

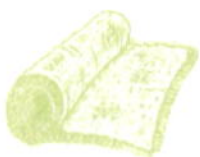

ca. 570 n. Chr.

Grabfunde belegen, dass bereits zur Zeit der **Kelten** und **Merowinger** Gewebe aus Hanf gefertigt wurden. So stammt das älteste Gewebe aus aufbereiteten Hanffasern beispielsweise aus dem Grab der Merowinger-Königin Arnegunde in Paris (etwa 565 bis 570 n. Chr.).

800 n. Chr.

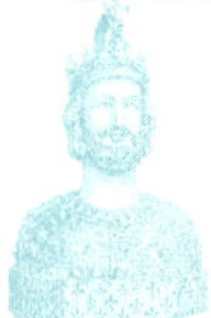

In der **Landgüter-Verordnung Karls des Großen,** im *Capitulare de villis* (um 800 n. Chr.) wird im Kapitel 62 *canava* (lat. Hanf) erwähnt. Leider ist aus diesem Eintrag nicht ersichtlich, ob der Anbau von Hanf speziell wegen seiner Eigenschaft als wertvolle Nahrungs- und Faserpflanze angeordnet wurde oder ob er dem Volk auch für die medizinische Anwendung dienen sollte.

1100 n. Chr.

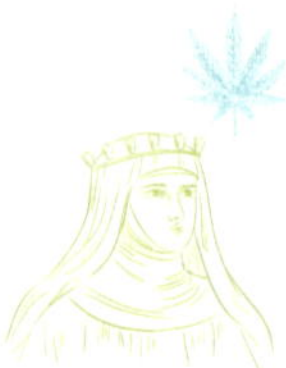

Hildegard von Bingen (1098–1179) war eine sehr bekannte und angesehene deutsche Äbtissin mit medizinischer Ausbildung. Auch wurden ihr seherische Fähigkeiten nachgesagt. In ihrer ***Physika*** verwendete sie die Bezeichnungen *canabus* und *hanff* und bezog sich in ihren schriftlichen Abhandlungen unter anderem auf die Behandlung innerer Beschwerden wie Ohrenschmerzen, Tumore und Schmerzen in der weiblichen Brust. Zur innerlichen Einnahme von Hanf äußerte sie sich so: »Wer im Kopfe krank ist, ein leeres Gehirn hat und Hanf isst, dem bereitet dies etwas Schmerz im Kopf. Jenem aber, der einen gesunden Kopf und ein volles Gehirn hat, dem schadet er nicht.« Vermutlich bezog sie sich dabei auf die sehr unterschiedliche psychoaktive Wirkung, die Cannabis auslösen kann, je nach individueller Konditionierung.

Interessante schriftliche Belege lassen auf den Anbau von Hanf im späten Mittelalter (zwischen dem 12. und 15. Jahrhundert) schließen. Im ***Codex Fridericianus*** beispielsweise werden Mitte des 14. Jahrhunderts in den Ämtern des Hochstifts Bamberg »Hanfzehnten« (Abgaben an die Obrigkeit) erwähnt.

ca. 1350 n. Chr.

Eine **Urkunde vom 19. Juni 1394,** die den Pfarrer von Schweinsdorf betrifft (nahe Rothenburg o.d.T.), legt unter anderem fest: »Was an Geld, Hühnern, Eier, Flachs, Hanf, Lein und Getreide auf den Altar gelegt wird, gehört dem Pfarrer, ausgenommen Kerzen und Wachs, die zur Kirchenbeleuchtung verwendet werden sollen.«

1394 n. Chr.

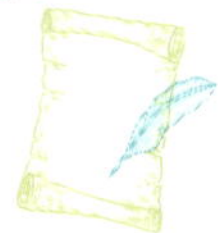

In der **Kräuterbuch-Handschrift von Leonhart Fuchs,** die Mitte des 16. Jahrhunderts entstand, findet sich unter dem Eintrag zum Hanf der Hinweis »kommt auf Äckern und in Gärten vor«. Diese Aussage ist deshalb von Bedeutung, da Feldanbau der herrschaftlichen »Zehntabgabe« unterstand, während Erträge des Hausgartens davon nicht betroffen waren. Das bedeutet auch, dass es für den Anbau von Hanf in Hausgärten keinerlei schriftliche Belege gibt. Denkbar wäre natürlich, dass sich damals bereits seit Jahrhunderten vorhandenes Kräuterwissen auch auf den Hanf bezog. Aber das einfache Volk auf dem Land war zu dieser Zeit weder des Schreibens noch des Lesens kundig. Deshalb war die Volksmedizin eine reine Erfahrungsmedizin und wurde immer nur mündlich weitergegeben.

ca. 1550 n. Chr.

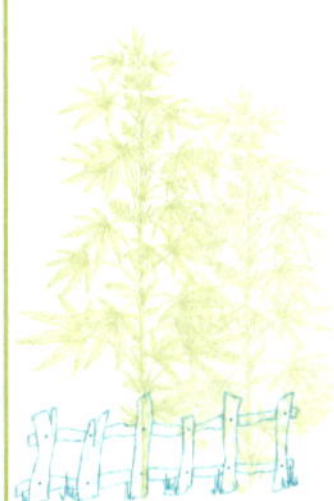

ca. 1600 n. Chr.

Nachweise für den Anbau von Hanf im 15. und 16. Jahrhundert gibt es für das **Nürnberger Land.** Dort finden speziell die Hanfsamen Erwähnung, die neben Erbsen und Linsen als »zur Küchenspeise gehörig« verzeichnet werden.

ca. 1900 n. Chr.

Bis zum Jahr 1900 wurde in Deutschland also vielerorts **Hanf** angebaut. Meist **als Rohstoff für die Fertigung von Seilen, Netzen und Geweben,** aber auch als wichtiges, alltägliches Nahrungsmittel. Zur Verwendung von Hanf als Medizin gibt es dagegen kaum Überlieferungen.

Teil 2

Hanf heute: Arten, Anbau und Verwendung

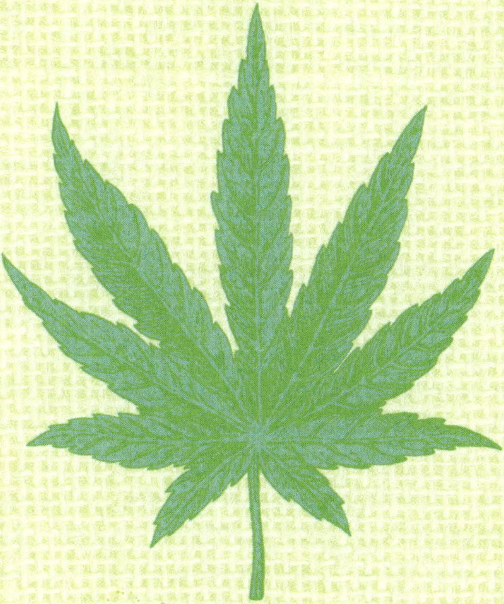

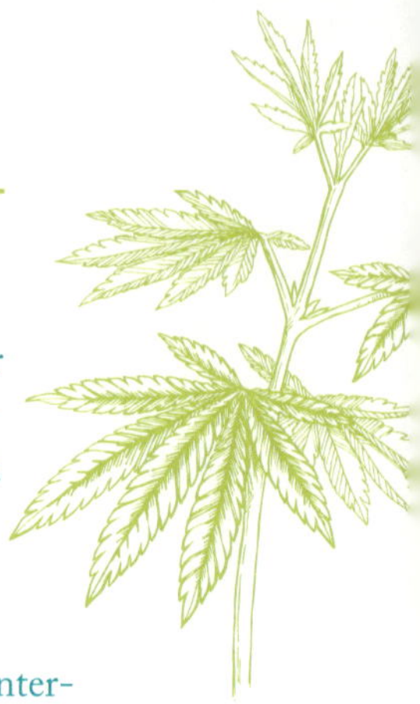

HANF IST NICHT GLEICH HANF – EINE KLEINE ARTENKUNDE

Da wir den Hanf normalerweise weder aus der freien Natur noch aus dem Garten oder der Gärtnerei kennen, wird es uns auf den ersten Blick nicht leichtfallen, die verschiedenen Arten erkennen und unterscheiden zu können.

Beim Hanf wird vor allem zwischen drei Arten unterschieden: dem Cannabis sativa – dem Gewöhnlichen Hanf –, Cannabis indica – dem Indischen Hanf – und Cannabis ruderalis – der wild wachsenden Art. Zusätzlich gibt es Kreuzungen zwischen diesen drei Arten, die sich durch ihre Wuchshöhe, ihre Blütezeit, vor allem aber durch ihre Inhaltsstoffe unterscheiden.

CANNABIS SATIVA

Cannabis sativa eignet sich besonders als Nutzhanf und wird in Deutschland vorwiegend zur Fasergewinnung (als Faserhanf) sowie zur Lebensmittelherstellung (z.B. als Ölhanf) angebaut. Der Anbau wird streng kontrolliert, die angebaute Sorte darf den Gehalt an Tetrahydrocannabiol (THC) von 0,3 Prozent nicht übersteigen (bis Dezember 2021 noch 0,2 Prozent).

Cannabis sativa ist eine einjährige, starkwüchsige, tief wurzelnde Pflanze, von der weltweit viele verschiedene Sorten existieren, die auf unterschiedliche Art und Weise genutzt werden, vorwiegend als Faserhanf und Ölhanf. Beim speziell auf THC-Gehalt und Harzausbeute selektierten »Drogenhanf« kann der THC-Gehalt in den weiblichen Blüten bis zu 20 Prozent betragen. ***Der Eigenanbau dieser Arten ist illegal, man benötigt dafür eine Anbaulizenz!***

Bei Cannabis sativa gibt es vor allem THC-arme und sogar THC-freie Sorten, die für die Extraktion von CBD-Öl (Cannabidiol-Öl) genutzt werden, welches legal im Handel erhältlich ist.

CANNABIS INDICA

Cannabis indica, der Indische Hanf, dient dem medizinischen Einsatz und enthält einen hohen Anteil an THC. In der Gesetzesänderung vom Mai 2017 war beschlossen worden, dass Anbaulizenzen über das BfArM (Bundesinstitut für Arzneimittel und Medizinprodukte) vergeben werden sollten.
Aufgrund der neuen Gesetzeslage gründeten sich zahlreiche neue Unternehmen, um medizinisches Cannabis anzubauen, zu importieren und/oder zu vertreiben.
Im Juli 2018 wurde dann eine Ausschreibung zum Anbau von medizinischem Cannabis veröffentlicht, im April 2019 fiel die Entscheidung. In Deutschland waren *Aurora* und *Aphria* die beiden ersten Firmen, die den Zuschlag erhielten.

CANNABIS RUDERALIS

Cannabis ruderalis, der wild wachsende Hanf, hat einen sehr niedrigen THC-Gehalt bei einem gleichzeitig sehr hohen Anteil an CBD (Cannabidiol). Je nach Herkunft unterscheiden sich die weltweit existierenden Sorten durch die variierenden Gehalte der über 100 Wirkstoffe. Insgesamt wurden sogar mehr als 600 verschiedene Substanzen nachgewiesen, die aber bisher noch nicht näher erforscht wurden. Je nach Standort und späterem Verwendungszweck der Pflanzen können die gewünschten Eigenschaften durch Kreuzungen verstärkt werden.

Die Wildpflanzen aller Cannabis-Arten, C. sativa, C. indica und C. ruderalis, sind zweihäusig. Das bedeutet, sie existieren als männliche und weibliche Pflanzen, wobei die männlichen Pflanzen und ihre Blüten kein Harz bilden. Um möglichst große Ernteerträge zu erhalten, bauen Pharmafirmen ausschließlich weibliche Cannabis-Pflanzen an.

ZUR VERWENDUNG VON CANNABIS SATIVA

SO WERDEN DIE VERSCHIEDENEN PFLANZENTEILE VERARBEITET

Hanffasern sind besonders lang, reißfest und widerstandsfähig und spielen wegen ihrer Robustheit seit Jahrtausenden eine wichtige Rolle im Handwerk: Ihr Anwendungsspektrum reicht vom Rohstoff für Taue, Seile und Fischernetze über Hanfpapier bis zur Textilherstellung. Heutzutage werden der Papierproduktion weltweit Wälder geopfert, aber bis Anfang des letzten Jahrhunderts wurde Papier aus Hadern (Lumpen) hergestellt, die praktisch ausschließlich aus Hanf oder Lein bestanden.

Bei der Gewinnung von Hanffasern fallen als Nebenprodukt **Schäben** an. Das sind kleine, holzähnliche Teilchen, die als Baustoff, beispielsweise zur Dämmung von Gebäuden, eingesetzt werden. Außerdem dienen sie zur Herstellung von Leichtbauplatten, als Tiereinstreu oder als Brennstoff.

Da Nutzhanf keine psychoaktiven Inhaltsstoffe besitzt, kann er bedenkenlos für die menschliche Ernährung genutzt werden. Aus den Samen wird ein sehr wertvolles Speiseöl gewonnen, das auch in der Naturkosmetik zum Einsatz kommt oder direkt pur auf die Haut aufgetragen werden kann, beispielsweise bei Neurodermitis oder Psoriasis. Die im Öl enthaltene Gamma-Linolensäure ist eine Omega-6-Fettsäure, die außer in Hanföl und Spirulina nur im Öl von Borretsch und Nachtkerzen vorkommt. Sie wirkt als entzündungshemmende Substanz bei rheumatischen Erkrankungen, hat positiven Einfluss auf den Fettstoffwechsel und Hormonhaushalt und gilt als Naturheilmittel beim prämenstruellen Syndrom.

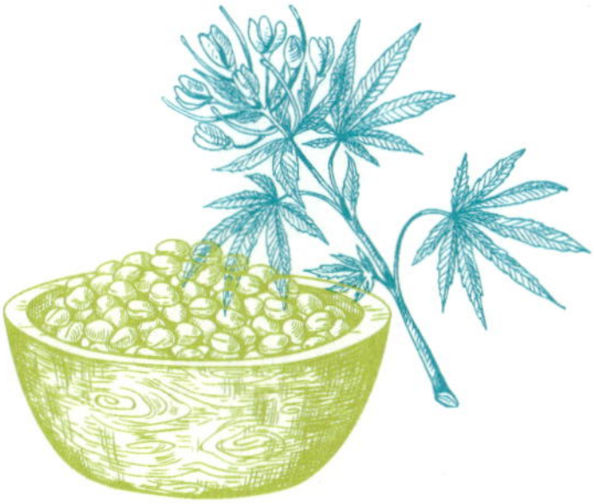

Die 3 bis4 Millimeter großen **Hanfsamen** sind botanisch gesehen Nussfrüchte und enthalten unter anderem die Vitamine B_1 und B_2. Sie sind reich an Mineralstoffen wie Eisen, Zink und Magnesium und weisen gleichzeitig eine ideale Zusammensetzung mehrfach ungesättigter Fettsäuren auf. Aus ihnen wird auch Trinkhanf, ein milchähnliches Produkt, hergestellt.

Die Samen können außerdem zu Hanfmehl und Hanfbutter verarbeitet werden, und selbstverständlich lassen sich aus ihnen auch **Sprossen** ziehen.

Die **Blätter** von Hanfpflanzen können als Tee zubereitet werden, eignen sich für Smoothies und können auch gedünstet oder roh im Salat gegessen werden.

Aus den Blättern und Blüten des Hanfs kann durch Destillation ätherisches Hanföl gewonnen werden. Dieses wertvolle Öl findet in der Aromatherapie oder auch als Zusatz in Massageölen Verwendung.

Aus den aromatischen **Harzen** weiblicher Blüten wird in der Schweiz ätherisches Öl gewonnen, das von der Lebensmittelindustrie zum Aromatisieren von Getränken und Süßigkeiten eingesetzt wird.

Wegen der antibiotischen, keimtötenden Wirkung der Öle ist es außerdem möglich, mit ihnen ein sehr gutes und haltbares Bier zu brauen.

NUTZHANF VS. MEDIZINALHANF – WO LIEGT DER UNTERSCHIED?

Für Lebensmittel und Getränke werden ausschließlich THC-freie Sorten oder solche mit äußerst geringfügigem Gehalt verwendet, und es wird streng darauf geachtet, dass sie sich innerhalb der erlaubten Richtwerte befinden.

Trotzdem enthält der sogenannte Nutzhanf, dessen Produkte legal im Handel erhältlich sind, eine große Anzahl anderer gesundheitsfördernder Wirkstoffe. Zu den Medizinalpflanzen zählt der Nutzhanf dennoch nicht.

Als Medizinalhanf gilt Hanf erst dann, wenn der Gehalt an Tetrahydrocannabinol (THC), einer psychoaktiven Substanz, die den Hauptanteil an der berauschenden Wirkung hat, einen bestimmten Prozentsatz überschreitet. Das zu den Cannabinoiden zählende THC kommt mit 6 bis 20 Prozent in den unbefruchteten weiblichen Blütenständen vor. In den übrigen Pflanzenteilen liegt der THC-Gehalt lediglich bei knapp 1 Prozent. Die Samen der Hanfpflanzen enthalten kein THC, allerdings können die Blätter, die sich nah an der Blüte befinden, etwa 5 bis 6 Prozent THC enthalten.
Männliche Hanfpflanzen enthalten so gut wie kein THC.
In der Medizin ist Medizinalhanf (natürliches Cannabis) aufgrund der schmerzlindernden, schlaffördernden und antidepressiven Wirkung von THC in mehreren EU-Ländern zugelassen. Dabei sollte die berauschende Wirkung aber niemals außer Acht gelassen werden, denn THC kann die Stimmung heben und zu Euphorie, aber auch zu veränderter Wahrnehmung führen.

Wichtig zu wissen:
In der EU wird zwischen Hanf (Nutzhanf) und Cannabis unterschieden.

EU-GRENZWERTE UND -RICHTLINIEN

THC-GRENZWERTE FÜR NUTZHANF INNERHALB DER EU

Ursprünglich galt in der EU eine THC-Obergrenze von 0,5 Prozent für Nutzhanf. Später wurde sie auf 0,3 Prozent gesenkt und auf Drängen Frankreichs 1999 noch weiter auf 0,2 Prozent herabgesetzt. Ende 2021 wurde der Grenzwert wieder um 0,1 Prozent angehoben. Somit liegt die THC-Obergrenze für Nutzhanf, der hauptsächlich der Gewinnung von Hanffasern dient, aber auch für Lebensmittel genutzt wird, in der EU aktuell (Anfang 2022) bei 0,3 Prozent.

Diese Obergrenze gilt für Deutschland, Österreich, Tschechien, Luxemburg, Frankreich, Belgien, die Niederlande, Portugal, Polen, Bulgarien, Großbritannien, Spanien, Griechenland, Kroatien, Zypern, Litauen, Ungarn, Irland, Dänemark, Estland, Lettland, Finnland, Rumänien, Malta und Slowenien.

Abweichend von der EU-Obergrenze haben folgende Länder andere Grenzwerte festgelegt:

- Schweiz: 1,0 Prozent
- Italien: 0,6 Prozent
- Slowakei: 0,0 Prozent

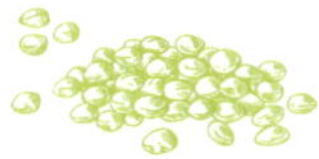

BESTIMMUNGEN INNERHALB DER EU ZUM ANBAU VON FASERHANF

In der EU ist Faserhanf sorten- und saatgutrechtlich geregelt. Liegt der THC-Gehalt unter 0,3 Prozent, unterliegen die Hanfsorten nicht dem Suchtmittelgesetz. Die Gewinnung von Fasern, Blättern und Samen ist dadurch möglich. Da der THC-Gehalt in den Blüten und Fruchtständen höher ist, fallen sie bei der Verwendung für medizinische und wissenschaftliche Zwecke unter das Suchtmittelgesetz. Die EU fördert nur Faserhanfsorten, deren THC-Gehalt 0,3 Prozent in der Trockenmasse nicht überschreitet. Entsprechende Hanfsorten sind im *Gemeinsamen Sortenkatalog landwirtschaftlicher Pflanzenarten* der EU aufgeführt.

BEDINGUNGEN INNERHALB DER EU FÜR DIE ZULASSUNG EINER NUTZHANFSORTE

Bevor eine Hanfsorte durch die EU als Nutzhanf zugelassen wird, muss sie eine zweijährige Registerprüfung durchlaufen. Im Rahmen dieser Registerprüfung werden Beständigkeit, Uniformität und Unterscheidbarkeit geprüft. In Österreich erfolgt eine zusätzliche Wertprüfung über mindestens zwei Jahre. Dabei wird der Anbauwert an verschiedenen Standorten geprüft. Ist das Prüfungsergebnis positiv, wird die Hanfsorte zum Anbau zugelassen.

VERWENDUNG VON NUTZHANF ALS LEBENSMITTEL

Lebensmittel, die für den menschlichen Verzehr bestimmt sind, dürfen maximal 0,3 Prozent THC enthalten.

SPEKTRUM DER EINSATZMÖGLICHKEITEN – HEILPFLANZE UND RAUSCHMITTEL

In medizinisch genutzten Cannabis-Sorten sind die beiden wichtigsten Inhaltsstoffe das CBD, das Cannabidiol, und das THC, das Tetrahydrocannabinol teils hoch konzentriert vorhanden. Hanf hat von Natur aus einen CBD-Gehalt von 0,5 bis 2 Prozent, inzwischen gibt es aber auch schon Züchtungen mit bis zu 15 Prozent CBD.

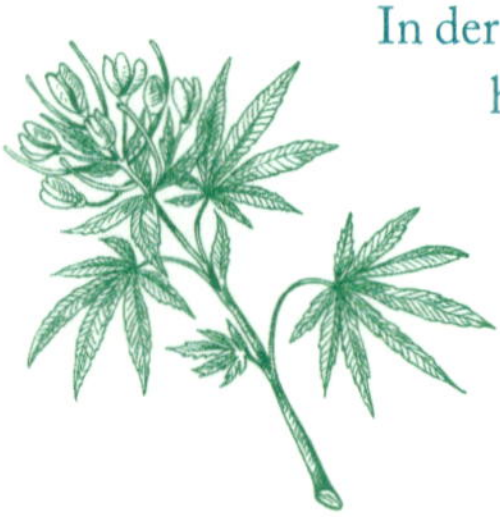

In der westlichen Medizin wurde Cannabis ab dem 19. Jahrhundert eingesetzt, da die beruhigende, krampflösende und schmerzstillende Wirkung des Harzes bereits belegt war. Beim Rauchen einer höheren Dosis der getrockneten Blüten (Marihuana) oder des abgestreiften Harzes (Haschisch) zeigt sich meist unverzüglich eine oft erwünschte, aber manchmal auch unangenehme Rauschwirkung: Während des Zustands veränderter Wahrnehmung können Halluzinationen, Wahnvorstellungen, Ängste und Schwindelgefühle auftreten. Diese Nebenwirkungen beruhen allein auf der Wirkung des THC.

SYNTHETISCHER ERSATZSTOFF FÜR MEDIZINISCHEN EINSATZ

Zu Zeiten des Cannabis-Verbots wurden synthetische Medikamente als Ersatz für das wirksame Cannabinoid THC entwickelt. Bei Krebspatienten, die während der Chemotherapie unter Übelkeit und Erbrechen litten, sowie bei Aidspatienten, die wegen Appetitlosigkeit stark an Gewicht verloren, durfte unter medizinisch begründeten Umständen das Präparat Dronabinol, das dem THC entspricht, verschrieben werden, was allerdings häufig zu Nebenwirkungen wie Mundtrockenheit, geröteten Augen und Herzrasen führte. Seit 1998 können deutsche Ärzte das Dronabinol auch gegen weitere Krankheiten verschreiben. Einsatzmöglichkeiten sind Glaukom- und Schmerztherapien, Bewegungsstörungen, Asthma und Depressionen.

KLARER NACHTEIL SYNTHETISCHER ERSATZSTOFFE

Neben den oben erwähnten, teils sehr unangenehmen Nebenwirkungen kann es durch Dronabinol außerdem zu Blutdruckabfall kommen, zum Verlust des Zeitgefühls und zu Verwirrtheit. Neben unerwünschten Wechselwirkungen mit anderen Medikamenten gibt es auch zahlreiche Kontraindikationen. Dazu gehören unter anderem psychiatrische Erkrankungen wie Schizophrenie, Panikattacken und bipolare Störungen. Da der Einzelwirkstoff im Dronabinol etwa 50-mal so teuer ist wie die gleiche Menge Wirkstoff in Marihuana, wesentlich schlechter vertragen wird und oft eine ganze Reihe von Nebenwirkungen mit sich bringt, bleibt abzuwarten, ob die seit Urzeiten erprobte Methode, nämlich Marihuana zu rauchen, wieder legalisiert wird.

CANNABIDIOL – ERLAUBT UND FREI VERKÄUFLICH

Da CBD, das Cannabidiol, keinerlei Rauschwirkung oder Suchtpotenzial hat, ist es frei verkäuflich. Es wirkt entspannend, schlaffördernd und schmerzlindernd. Diese Wirkung entsteht aufgrund der nervenschützenden und entzündungshemmenden Eigenschaft von CBD. Es ist in Form von CBD-Öl und CBD-Blüten sowie CBD-Harz erhältlich. Diese Präparate können beispielsweise bei Nervenschäden, Wunden und Operationen zum Einsatz kommen. Zur Selbsttherapie stehen verschiedene Konzentrationen zur Einnahme als Tropfen oder in Verdampfern zur Verfügung.

VAPORIZER: VERDAMPFEN – DIE GESUNDE ALTERNATIVE ZUM RAUCHEN

Kräuter und ihre ätherischen Öle zu verdampfen und zu inhalieren hat eine lange Tradition. Bereits der berühmte Arzt und Lehrer Hippokrates, der von 460 bis 370 v. Chr. auf der griechischen Insel Kos lebte, wies in seinen Schriften auf den medizinischen Wert von Kräuterdämpfen hin. Durch sie würden, im Gegensatz zum Rauchen, keine durch Verbrennen entstehenden Giftstoffe freigesetzt.
Moderne Verdampfer, sogenannte Vaporizer, enthalten ein kleines Heizelement in Kombination mit einem Akku. Es gibt inzwischen auch Luxusversionen mit digitaler Temperaturregelung, aber der kleine Vaporizer für unterwegs, der bereits ab etwa 35 Euro erhältlich ist, ist nach wie vor der Klassiker. Die effektivsten Wirkungen werden durch die Aufnahme der Essenzen von Kraut oder Öl über die Mundschleimhaut erzielt. Deshalb sind Verdampfer, beispielsweise für Schmerzpatienten, eine hervorragende Möglichkeit, die für die Schmerzbekämpfung notwendigen Substanzen schonend aufzunehmen.

Wichtig zu wissen:
Vaporizer sind in Deutschland legal, solange das Inhalieren ausschließlich medizinischen Zwecken dient. Dies setzt allerdings voraus, dass diese Inhalationen ärztlich verordnet wurden, da das Inhalieren verbotener Substanzen ohne ärztliche Verordnung rechtswidrig ist.

CBD: MEDIZINISCHE EINSATZGEBIETE UND FORSCHUNG

Obwohl nach wie vor strikt getrennt werden muss zwischen illegaler und legaler Nutzung von Hanfprodukten, wird weiterhin an den Wirkungen der unterschiedlichen Inhaltsstoffe und deren Einsatzmöglichkeiten geforscht.
So gewinnt CBD auch für Krebspatienten zunehmend an Bedeutung, weil es das Tumorwachstum hemmt und zusätzlich die unangenehmen Nebenwirkungen der Chemotherapie, Übelkeit und Erbrechen, verhindert oder zumindest abmildert.
Auch gibt es bereits ein verschreibungspflichtiges Spasmolytikum mit CBD und THC, das bei Multipler Sklerose zum Einsatz kommt. Außerdem gibt es in den USA ein gegen Epilepsie zugelassenes Arzneimittel, das auch in Europa kurz vor der Zulassung steht.
Des Weiteren belegen Versuche mit Cannabis indica, dass es gegen Muskelschwund, Tremorsymptome, Muskelspasmen, Parkinson oder auch gegen rheumatische oder arthritische Steifheit Wirkung zeigen könnte.
Und auch in der Frauenheilkunde kommt CBD seit langer Zeit beispielsweise zur Unterstützung der Wehen, bei Menstruationsbeschwerden und zur Linderung von Gebärmutterleiden zum Einsatz.
Zur Forschung gehört auch, dass medizinisch nutzbare Hanfarten mit besonders hohen CBD-Gehalten und gleichzeitig sehr geringen THC-Gehalten gezüchtet werden, damit sie vollkommen legal angebaut werden können. Das Rauchen des CBD-Marihuanas oder CBD-Haschischs sowie die Einnahme des CBD-Öls bleibt bei diesen Sorten ohne jegliche halluzinogene Wirkung.

Ein weiterer Einsatzbereich für CBD ist in der Substitutionstherapie bei Sucht nach Opiaten und Chloralhydrat. Es setzt das Verlangen nach Suchtmitteln wie beispielsweise Opiaten stark herab und hilft so, die Abhängigkeit zu überwinden.
Wenn man CBD-Fertigprodukte sucht, kann man im Internet schnell fündig werden. Vor allem in der Schweiz, wo der Umgang mit Cannabis-Produkten eine lange Tradition hat, gibt es ein umfangreiches Angebot. Denn hier wurde diese Nutzpflanze nicht verboten, und so gab es auch keine Probleme mit der Entwicklung offizieller und professioneller Verarbeitungs- und Handelsformen.
Wegen der großen Nachfrage nach diesen natürlichen Wirkstoffen, die nicht süchtig machen, gibt es in einigen Ländern wie in den USA, Israel, Spanien und in Holland intensive Züchtungsbemühungen, um die gewünschten Ergebnisse zu erzielen.

WARUM DIE AUFHEBUNG DES HANFVERBOTS WICHTIG IST

HANF ALS RETTER DER MENSCHHEIT

Der holländische Autor Wernard Bruining schreibt in seinem Buch *Hanf heilt* über die Wiederentdeckung einer uralten Volksmedizin. Er ist der Meinung, dass viele unserer heutigen Probleme durch das Verbot des Nutzhanfanbaus von 1937 entstanden sind. Diese Probleme könnten aber gelöst werden, wenn Anbau und Verwendung der Pflanze wieder zugelassen würden.

Er ist sich sicher, dass Hanf unserer Welt Heilung bringen könnte, denn er sieht in medizinischem Cannabis eine ungefährliche und preiswerte Volksmedizin, die bei vielen Leiden und Übeln helfen könnte. Außerdem würde sie den Bedarf an teurer gesundheitlicher Versorgung mindern.
Wernard Bruining ist weiter der Meinung, dass Menschen die Möglich-

keit haben sollten, ihre Volksmedizin selbst herzustellen. Außerdem hält er Marihuana für ein relativ unschädliches Genussmittel, das nicht süchtig macht, aber Sanftheit und soziales Verhalten fördert. Den »Krieg gegen die Drogen« bezeichnet er als Hexenjagd und den Glaubenskrieg unserer Zeit, wobei sich der Staat gegenüber einer steigenden Anzahl seiner eigenen Bürger repressiv und diktatorisch verhalte.

Bis zum Verbot im Jahr 1937 enthielten 30 bis 40 Prozent der in den Apotheken verkauften Medikamente Cannabis als Basiszutat. Diese Medikamente konnte jeder gegen seine täglichen Beschwerden einnehmen, sie waren leicht erschwinglich und außerdem ungefährlich.

Schließlich habe der Marihuana Tax Act von 1937 mit dem Cannabis-Verbot diese ursprüngliche Symbiose zwischen Mensch und Cannabis zerstört. Diese Quelle umweltfreundlicher Grundstoffe sowie der Zugang zu wirksamen und doch unschädlichen Heilmitteln blieb den Menschen von da an versagt. Und diejenigen Bürger, die eigentlich nur auf der Suche nach Entspannung und Wohlbefinden waren, wurden von da an vom Staat kriminalisiert.

In diesem Zusammenhang kam es zu einem skurrilen Ereignis in einem Seniorenheim in Bayerisch-Schwaben: Eine 91-jährige Bewohnerin hatte dort eine »Haschisch-Pflanze« auf ihrem Balkon. Eine Mitarbeiterin informierte die Polizei, die sofort (am Sonntagmittag!) zum Einsatz ausrückte. Die Seniorin war mit der Sicherstellung ihrer Pflanze nicht einverstanden, rückte sie aber nach langem Zureden heraus. Ein Beamter überzeugte die alte Dame, dass es sich um ein Betäubungsmittel handelte, das vernichtet werden müsse.

Wie absurd dieser Polizeieinsatz wegen einer einzelnen Hanfpflanze in einem Blumentopf war, zeigt sich vor allem darin, dass keinerlei Gefahr bestand. Selbst wenn die Seniorin die Pflanze aufgegessen oder geraucht hätte, wäre sie dadurch nicht wirklich zu Schaden gekommen.

Im Gegensatz dazu könnte der Verzehr einer Blüte des gerade bei älteren Damen sehr beliebten Alpenveilchens sehr leicht tödlich enden. Aber gab es da jemals Warnungen oder gar einen Polizeieinsatz?

Nach Meinung von Wernard Bruining ist Nutzhanf ein ideales Basisgewächs, mit dem eine »grüne Gesellschaft« Wirklichkeit werden könnte. Denn Nutzhanf ist ein umweltfreundlicher Grundstofflieferant für unzählige Produkte wie Papier, Treibstoff und biologisch abbaubares Plastik. Hanf bietet in seinen Augen genau die neue ökologische Vision, die unsere Gesellschaft so dringend braucht.

WIE ES ZUM HANFVERBOT KAM

Zu Beginn des vorigen Jahrhunderts war der US-amerikanische Konzern Du Pont ein aufsteigender Industriebetrieb, der seine Patente zur Herstellung von Plastik und Nylon schützen wollte, denn beides könnte auch aus Hanfsamenöl hergestellt werden.
Amerikanischer Finanzminister von 1921 bis 1932 war Andrew Mellon, der gleichzeitig auch Eigentümer der Mellon Bank und wichtigster Geldgeber von Du Pont war.
Der amerikanische Großindustrielle Randolph Hearst (1863–1951) war Eigentümer von 52 Zeitungen und den dazugehörigen Papierfabriken sowie Wäldern zur Lieferung von Zellstoff.
Als der österreichische Erfinder Georg Schlichten ein Patent zu einer viel preiswerteren maschinellen Papierherstellung aus Hanffasern angemeldet hatte, fühlte Hearst sich und sein Imperium bedroht. Georg Schlichten erhielt zwar 1919 ein US-Patent, konnte aber keine Investoren für die Produktion seiner Maschine finden und starb 1923 als gebrochener Mann.
Hearst und Mellon kannten sich über Du Pont und hatten gerade einen Millionendeal miteinander abgeschlossen. Es ging um die Lieferung einer neuen chemischen Prozedur, mit der Papier preisgünstiger aus Zellstoff hergestellt werden konnte als zuvor. Allerdings wäre die Herstellung von Hanfpapier mit dem Patent von Georg Schlichten trotzdem um ein Vielfaches preiswerter gewesen!
Zu diesen finanziellen Verknüpfungen und Interessen kam, dass die Mormonenkirche sich gegen den Gebrauch von Marihuana wandte, schon bald gefolgt von weiteren Kirchen und den damals politisch wichtigen Prohibitionisten, die auch für das Alkoholverbot der Jahre 1920 bis 1933 mitverantwortlich waren. Sie waren davon überzeugt, dass strenge Verbote und harte Strafen dafür sorgen würden, unerwünschtes

Verhalten auszumerzen. Nach ihrem erfolglosen Einsatz gegen den Alkohol richteten sie ihre Aufmerksamkeit auf andere Drogen.
Die amerikanische Alkoholprohibition gilt als Paradebeispiel für eine gescheiterte Drogenbekämpfungsstrategie. Denn die Kriminalität nahm rasant zu, es kam zu heimlicher Produktion sowie Schmuggel und übermäßigem Konsum von Spirituosen wie Branntwein und Whisky – und führte letztendlich zu einer Eskalation des Alkoholproblems.

DIE NACHTEILE DES HANFVERBOTES

Wenn man bedenkt, wie viel Schmerzen und Leid auf preiswerte Art gelindert werden könnten, ist es wirklich schwer nachvollziehbar, dass die Anwendung dieser Medizin noch immer illegal ist und strafrechtlich verfolgt wird, sofern sie nicht ärztlich verordnet wurde. Besonders Patienten mit wenig Geld leiden unter dem Verbot.

Gleichzeitig führt das Hanfverbot dazu, dass Kriminelle auf dem Schwarzmarkt enorme Einnahmen erzielen. Ganz zu schweigen von den polizeilichen Ressourcen, die für die Drogenbekämpfung nötig sind. Durch Gesetze wie das Hanfverbot verliert der Staat an Glaubwürdigkeit. Denn es zeugt von fragwürdiger Moral, gesundheitsschädigende Suchtmittel wie Zigaretten und Alkohol zu erlauben und sogar Verbrechen, die unter Alkoholeinfluss geschehen, strafmildernd zu beurteilen.
Der allgegenwärtige Medikamentenmissbrauch, der nachweislich süchtig macht und die Gesundheit schädigt, könnte durch die Legalisierung des Hanfs eingeschränkt werden. Es wird davon ausgegangen, dass legale, von Ärzten verschriebene Medikamente die am meisten missbrauchten Drogen unserer Zeit sind. Um noch einmal Wernard Bruining zu zitieren: Er geht davon aus, dass etwa 25 Prozent der amerikanischen Kinder rezeptpflichtige Medikamente konsumieren und dass Schmerzmittel auf Morphium-Basis in den USA täglich etwa 40 Menschenleben fordern.

WO BLEIBT DIE SCHMERZFORSCHUNG?

In den 90er-Jahren entdeckten Forscher das menschliche Endocannabinoid-System. Obwohl die Erforschung des medizinischen Potenzials von Cannabis seitdem immer stärker zugenommen hat, sieht sich die Wissenschaft durch die Hanfverbote in vielen Ländern der Erde mit extremen Hürden konfrontiert.

Bisher gab es nur wenige Forschungsprojekte, die sich intensiv und längerfristig mit der medizinischen Nutzung von Cannabis befasst haben. Dabei wäre dies besonders für chronische Schmerzpatienten dringend nötig, da sie sich sehr oft auf eigene Faust mit Cannabis behandeln.

VORTEILE BEI AUFHEBUNG DES HANFVERBOTES

- Die Legalisierung des Hanfanbaus hätte zur Folge, dass es erlaubt wäre, sein **eigenes medizinisches Hanföl herzustellen,** um Schmerzen oder Alltagsbeschwerden zu reduzieren. Auch schwerwiegendere Erkrankungen könnten mit Cannabis behandelt werden, wodurch auf sehr teure professionelle Hilfe möglicherweise verzichtet werden könnte.
- Auch für die pharmazeutische Industrie wäre es möglich, frei verkäufliche **Öle oder andere Cannabis-Produkte** herzustellen, jedes **für einen speziellen medizinischen Verwendungszweck.**
- **Verbote, denen keine Fakten zugrunde liegen,** sondern lediglich persönliche Vermutungen oder Überzeugungen, **würden aufgehoben**.
- Es gäbe eine **bessere Kontrolle über die Inhaltsstoffe der Droge.** Cannabis aus dem Straßenverkauf hat oft einen zu hohen THC-Gehalt oder ist mit anderen Stoffen verunreinigt oder gestreckt und muss deshalb als gesundheitlich bedenklich eingestuft werden.
- In Bundesstaaten der USA mit legalem medizinischem Cannabis konnte ein Rückgang der Todesfälle beobachtet werden, die auf die (versehentliche) Überdosierung von Opioiden zurückgeführt werden können.

- Da es für Kriminelle geringere Einnahmen gäbe, würde der **Schwarzmarkt** für Cannabis **zurückgehen,** und die Justiz hätte mehr Zeit, schwerere Delikte zu verfolgen und vor Gericht zu bringen.
- In einer neuen, legalen Cannabis-Wirtschaft könnten die Bürger auf vielfältige Weise **Geld verdienen,** und der Staat müsste kaum noch Geld für die Cannabis-Bekämpfung ausgeben. Stattdessen bekäme er weitere **Steuereinnahmen.**
- Nutzhanf kann als Rohstoff für Kleidung und Papier sowie sauberen nachwachsenden Treibstoff dienen. Der Anbau von Hanf als Rohstoff für die Papierherstellung hätte zur Folge, dass **nur noch halb so viele Bäume gefällt** werden müssten, wodurch der **CO_2-Gehalt in der Atmosphäre erheblich gemindert** würde.
- Durch die Herstellung von Hanfkleidung könnte zumindest **zum Teil auf den Anbau von Baumwolle verzichtet** werden. Beim Baumwollanbau (außer bei Biobaumwolle) kommt es zum großflächigen Einsatz giftiger Pestizide, wodurch die Umwelt langfristig verschmutzt und belastet wird. Solche Spritzmittel sind beim Anbau von Hanf absolut unnötig!

WAS MACHT CANNABIS SO REIZVOLL?

Menschen, die Cannabis von Zeit zu Zeit oder regelmäßig rauchen, beschreiben den dadurch hervorgerufenen Zustand überwiegend als ein schönes, angenehmes, friedvolles Gefühl. Sie kommen zur Ruhe, entspannen sich, fühlen sich schmerz- und sorgenfrei – und weil es sich so angenehm und befreiend anfühlt, verspüren sie Lust, dieses schöne Gefühl zu wiederholen. Dieses Bedürfnis nach Frieden und Entspannung lässt sich ganz gut mit dem Slogan der Hippies aus den 1960er-Jahren nachempfinden: »Make love not war«. Cannabis-Raucher fühlen sich nicht süchtig, sie sind nicht zwanghaft abhängig von ihrer Droge wie beispielsweise Alkoholiker, Medikamentenabhängige oder Tabakraucher. Wer gerne mal »kifft«, der ist eher wie jemand, der hin und wieder mal ein gutes Glas Wein oder ein feines Stück Torte genießt.

Dennoch kann das Rauchen von Cannabis auch zu unangenehmen Erfahrungen wie Ängsten, Wahrnehmungsstörungen und Wahnvorstellungen führen, zum Beispiel bei verunreinigtem Cannabis oder (versehentlich) zu hohem THC-Gehalt. Während solcher Erfahrungen kann es tatsächlich zu Ängsten, Wahrnehmungsstörungen und Wahnvorstellungen kommen. Deshalb ist es so wichtig, dass man Cannabis nicht »auf gut Glück« irgendwo auf der Straße kaufen muss und stattdessen kontrollierte Quellen verfügbar werden. Aber solange Cannabis als illegal gilt, ist das kaum zu schaffen. In Deutschland besteht derzeit nur die Möglichkeit, einen Arzt zu konsultieren, der sich auf die Behandlung mit Cannabis spezialisiert hat. Ansonsten gibt es die Möglichkeit, Apotheken im Ausland, zum Beispiel in der Schweiz, zu kontaktieren, weil dort die Bestimmungen nicht ganz so streng sind wie in Deutschland.

CANNABIS IN DER WESTLICHEN SCHULMEDIZIN SEIT DEM 19. JAHRHUNDERT

DIE ANFÄNGE

Bis zu Beginn des 19. Jahrhunderts wurde vorwiegend (einheimischer) Hanfsamen, ausnahmsweise auch das Kraut, pharmazeutisch genutzt. Eine erste ausführliche Beschreibung zur Verwendbarkeit des fremdländischen, Indischen Hanfs lieferte im Jahr 1830 der Apotheker und Botaniker Theodor Friedrich Ludwig Nees von Esenbeck. Er behandelte seine Patienten, die unter rheumatischen Beschwerden, Tetanus sowie Schlaf- und Appetitlosigkeit litten, mit Cannabis-Tinkturen.
Der im indischen Kalkutta stationierte Arzt William B. O'Shaughnessy veröffentlichte im Jahr 1839 eine umfassende Studie über den Indischen Hanf. Der Titel seiner Arbeit lautete *On the Preparations of the Indian Hempor, or Gunjah,* und dieser Veröffentlichung ist es hauptsächlich zu verdanken, dass der Indische Hanf in der Folge auch in der abendländischen Schulmedizin Fuß fassen konnte. Im Hauptteil seiner Arbeit geht der Autor auf seine vielfältigen Versuche ein, in denen er diverse

Hanfpräparate mit zum Teil großem Erfolg bei folgenden Indikationen einsetzte: Rheumatismus, Tollwut, Cholera, Starrkrampf, Krämpfe und Delirium.
Zu jeder Indikation lieferte O'Shaugnessy mehrere Fallbeispiele und hielt seine gemachten Beobachtungen fest. Er befand Haschisch als ein gutes Mittel, um seinen Patienten Linderung zu verschaffen oder sie gar ganz von den betreffenden Symptomen zu befreien. Ein zentrales Problem vieler Patienten waren Krämpfe, darüber kam er zu folgendem Schluss:

> Die vorliegenden Fälle geben zusammengefasst meine Erfahrungen mit Cannabis indica wieder, und ich glaube, dass dieses Heilmittel ein Antikonvulsivum von größtem Wert ist.

HOFFNUNGSTRÄGER CANNABIS

Die westliche Schulmedizin reagierte prompt auf diese neuen Erkenntnisse aus Indien. Dies ist nicht erstaunlich, denn bis dahin war man den Symptomen der Infektionskrankheiten wie Tollwut, Cholera oder Starrkrampf relativ hilflos gegenübergestanden. Verständlicherweise schöpfte man aus den Ergebnissen von O'Shaughnessy Hoffnungen, und dies nicht zuletzt deshalb, weil gerade zu dieser Zeit in Europa eine große Cholerawelle wütete. Allein in Paris kostete sie 1800 Menschen das Leben.
Der Startschuss zur Karriere der vielversprechenden Medizinalpflanze Cannabis indica war damit gefallen! Anfänglich wurden die bereits erprobten Anwendungsgebiete übernommen, und insbesondere die Erfolgsmeldungen im Kampf gegen Tetanus veranlassten englische und französische Mediziner, das neue »Wundermittel« einzusetzen.
Der bulgarische Arzt Basilus Beron nutzte die Thematik im Jahr 1852 für seine Dissertationsarbeit *Über den Starrkrampf und den indischen Hanf als wirksames Mittel gegen denselben.*
Später nahm der Stellenwert des Indischen Hanfs immer mehr zu, und die meisten europäischen Länder sowie die USA nahmen ihn in ihre

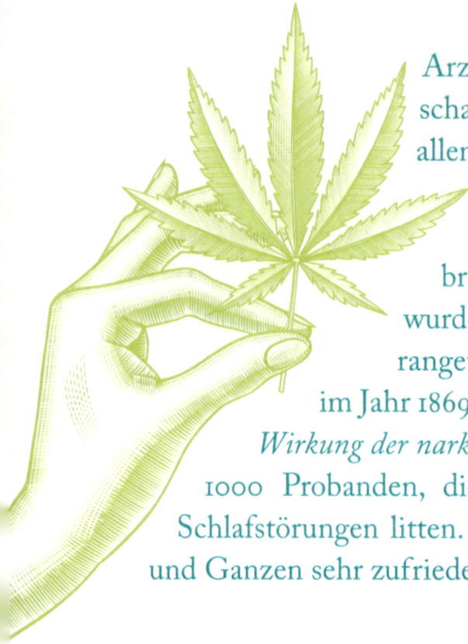

Arzneimittelbücher auf. Es folgten wissenschaftliche Arbeiten über Cannabis, und vor allem Frankreich, England und die USA taten viel dafür, diesem Heilmittel in der westlichen Medizin endgültig zum Durchbruch zu verhelfen. Auch in Deutschland wurde die Erforschung des Indischen Hanfs vorangetrieben. Hier führte Bernhard Fronmüller im Jahr 1869 eine *Klinische Studie über die schlafmachende Wirkung der narkotischen Arzneimittel* durch. Beteiligt waren 1000 Probanden, die aufgrund verschiedenster Ursachen an Schlafstörungen litten. Die erzielten Resultate waren im Großen und Ganzen sehr zufriedenstellend.

DIE GOLDENE ÄRA DES CANNABIS

Als Höhepunkt der Cannabis-Forschung und -Anwendung gilt die Zeit von 1880 bis 1900. In Europa war es das Verdienst der Firma E. Merck in Darmstadt, dass Cannabis-Präparate zu dieser Zeit vermehrt verfügbar waren. Aber auch die Firmen Bourroughs sowie Wellcome & Co. in England stellten entsprechende Präparate her.

Die westliche Schulmedizin verordnete um die Jahrhundertwende (um 1900 herum) Cannabis-Präparate unter anderem bei folgenden Indikationen: Migräne, Menstruationskrämpfe, Gebärmutterblutungen, Asthma, Keuchhusten, Depressionen, Unruhe, Schlaflosigkeit, Morbus Basedow und Wechselfieber.

Der *Indian Hemp Report* von 1894 lieferte einen außerordentlich wichtigen Beitrag zur Cannabis-Forschung. In dieser von England in seiner indischen Kolonie durchgeführten Erhebung ging es hauptsächlich darum, die Gewinnung von Drogen aus Cannabis, den Handel mit denselben und deren Auswirkungen auf die Gesamtbevölkerung zu untersuchen. Zudem sollte abgeklärt werden, ob sich ein allgemeines Verbot dieser Präparate rechtfertige. Zu diesem Zweck wurde eine Expertenkommission gegründet, deren Bericht den Stellenwert des Rausch-

und Heilmittels Cannabis in Indien gegen Ende des 19. Jahrhunderts wiedergibt.
Die Kommission kam im Wesentlichen zu folgendem Schluss:

> Aufgrund der Auswirkungen der Hanfdrogen scheint es der Kommission nicht erforderlich, den Anbau von Hanf, die Herstellung von Hanfdrogen und deren Vertrieb zu verbieten.

GRÜNDE FÜR DAS ENDE DER NUTZUNG IM 20. JAHRHUNDERT

Trotz der zuvor regen Nutzung verschwanden die Cannabis-Präparate gegen Mitte des 20. Jahrhunderts schließlich vollständig. Die Gründe waren:

- **medizinisch-pharmazeutischer Fortschritt:** Für alle Hauptanwendungsgebiete wurden neue, spezifische Arzneimittel eingeführt.
- **pharmazeutische Instabilität:** Die unterschiedliche Wirksamkeit der Cannabis-Präparate fiel auf. Verschiedenste Faktoren wie Herkunft, Alter, Lagerung und Herstellungsart der Droge waren dafür verantwortlich, ob das Arzneimittel hochwirksam war oder unwirksam blieb. Anders als bei Alkaloid-Drogen wie dem Opium gelang die Isolierung des Tetrahydrocannabinols (THC) in reiner Form erst 1964. Vor dieser Zeit gab es Probleme mit der Standardisierung.
- **wirtschaftliche Aspekte:** Durch Einschränkungen in der Produktion, vor allem in Indien, aber auch bedingt durch die beiden Weltkriege wurde es immer schwieriger, hochwertigen Indischen Hanf nach Europa zu importieren. In der Folge kam es zu massiven Preisanstiegen bei Rohprodukten und Präparaten.
- **rechtliche Einschränkungen:** Durch die immer restriktiveren Gesetzgebungen einzelner Länder, aber auch international, wurde der Gebrauch von Cannabis-Medikamenten erst eingeschränkt und schließlich der Betäubungsmittelpflicht unterstellt. Dies führte zu massiven Erschwerungen in der Anwendung, bis letztlich ein generelles Verbot die Verwendung unmöglich machte.

WIE DIE CANNABINOIDE IM KÖRPER WIRKEN

DAS CANNABINOID-SYSTEM

Wir Menschen, aber auch Wirbeltiere wie Säugetiere oder Vögel, bilden im Körper sogenannte Endocannabinoide (von griechisch: endo = innen), und diese wiederum bilden zusammen mit den Cannabinoid-Rezeptoren (Bindungsstellen) das sogenannte Cannabinoid-System. Einige pflanzliche Cannabinoide wie beispielsweise das THC docken an die Cannabinoid-Rezeptoren an, die sich auf der Oberfläche vieler Zellen befinden. Im menschlichen Körper wirken sie ähnlich wie körpereigene Substanzen, also wie die Endocannabinoide, die im menschlichen Körper eine Vielzahl natürlicher Funktionen ausüben, wie die Regulierung des Appetits, die Wahrnehmung von Sinneseindrücken und Schmerzen oder die Koordination von Bewegungen.

CANNABINOID-REZEPTOREN

Im Jahr 1987 wurde erstmals nachgewiesen, dass Cannabinoide viele ihrer Wirkungen über die Bindung an spezifische Rezeptoren ausüben. Diese Cannabinoid-Rezeptoren finden sich vor allem auf Nervenzellen im Gehirn und im Rückenmark, aber auch auf Zellen in Herz, Darm, Lunge, Haut, Harnwegen, Gebärmutter, Hoden, Drüsen, Milz und auf weißen Blutkörperchen. Je nachdem, wo sich diese Rezeptoren befinden, führt ihre Aktivierung beispielsweise zur Hemmung der Schmerzleitung, zur Unterdrückung von Entzündungen, zu einer Veränderung des Zeitgefühls, zu Heiterkeit oder anderen körperlichen oder psychischen Effekten.

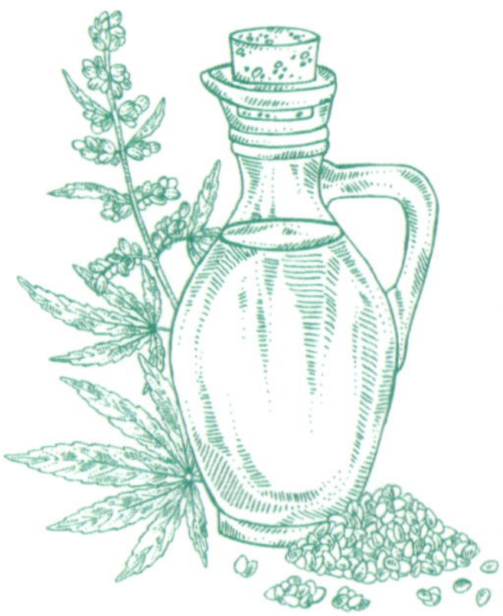

ENDOCANNABINOIDE

Körpereigenes Cannabinoid wurde erstmals 1992 entdeckt und Anandamid genannt, nach dem Sanskrit-Wort Ananda für Glückseligkeit, und Amid, seiner chemischen Struktur. Später wurden weitere dieser Endocannabinoide entdeckt, deren Namen allerdings weniger poetisch, sondern recht chemisch klingen, wie Noladin-Äther und 2-Arachidonylglycerol. Heute sind etwa 200 Endocannabinoid-ähnliche Substanzen bekannt, deren Wirkungen bisher noch wenig erforscht sind. Endocannabinoide zählen zu den natürlichen Botenstoffen, die im Gehirn und in anderen Organen Nachrichten über den Zustand des Körpers übermitteln und die Zellen zu bestimmten Reaktionen veranlassen. Endocannabinoide zählen zu den wichtigsten hemmenden Botenstoffen. So hemmen sie beispielsweise eine übermäßige Freisetzung des Botenstoffes Glutamat im Gehirn, wie sie bei einer Mangelversorgung des Gehirns mit Sauerstoff auftritt. Der Schutz von Nervenzellen gilt daher heute als eine der wichtigsten Funktionen der Endocannabinoide.

Viele medizinische Cannabis-Wirkungen lassen sich durch Wechselwirkungen mit diesen Botenstoffen erklären. So vermindert die Hemmung des Serotonins Übelkeit und Erbrechen, und die Beeinflussung von Gamma-Amino-Buttersäure und Acetylcholin hat Auswirkungen auf neuromuskuläre Störungen wie Muskelspasmen und Krämpfe.

Seit einigen Jahren werden die natürlichen Funktionen des Endocannabinoid-Systems intensiv erforscht, da man sich durch ein besseres Verständnis dieses Systems die Entwicklung neuartiger Medikamente erhofft.

KÖNNEN CANNABINOIDE VOR VIREN SCHÜTZEN?

Aufgrund kanadischer Forschungsergebnisse darf vermutet werden, dass Cannabinoide möglicherweise vor Viren wie dem Coronavirus SARS-CoV-2 schützen könnten.

Die vorläufigen Ergebnisse sind im Rahmen der Forschung über den Einsatz von Cannabis bei diversen Erkrankungen erzielt worden. Bisher ist die Studie allerdings noch nicht, wie im Wissenschaftsbetrieb üblich, von anderen Forschern dieses Fachgebiets überprüft worden.

Andockstellen werden blockiert

Die Forscher um Dr. Igor Kovalchuck, Professor für Biowissenschaften an der Universität Lethbridge (Kanada), gehen davon aus, dass bestimmte Cannabis-Inhaltsstoffe den Versuch des Virus blockieren, in die Zellen der Lunge einzudringen, sich dort festzusetzen, zu vermehren und weiterzuverbreiten.

Laut Theorie der Forscher könnte es sein, dass die Cannabinoide den Rezeptor schützen und das Eindringen des Virus verhindern. Auf diese Weise wäre der menschliche Wirt weniger anfällig, und das Infektionsrisiko würde sich zumindest verringern.

Die Forschergruppe nutzte verschiedene Arten von Cannabis sativa. Die Arten hätten einen hohen CBD-Gehalt gehabt, waren teils frei von THC oder hatten nur einen sehr geringfügigen THC-Gehalt, weil so eine höhere Dosis verabreicht werden konnte, ohne dass es durch das THC zu psychoaktiven Beeinträchtigungen kam.

Verantwortungsvoller Umgang mit Forschungsergebnissen

Der Leiter des Forschungsportfolios am King's College London, Chris Albertyn, ist Experte für Cannabinoide und Demenz. Er gibt zu bedenken, dass Forscher bei der Verbreitung ihrer Ergebnisse besonders vorsichtig sein sollten, wenn es um medizinischen Cannabis-Konsum geht. Der beste Weg, dies zu erreichen, wäre die Einführung offener, transparenter Forschungsmethoden. In dem beschriebenen Fall hätte die aktuelle Forschung aus Kanada gerade erst einen potenziellen therapeutischen »Wirkmechanismus« aufgedeckt, der jedoch validiert und in gut konzipierten, robusten klinischen Studien getestet werden müsste, bevor aussagekräftige klinische Schlussfolgerungen gezogen werden könnten.

Dr. Igor Kovalchuck gab zu bedenken, dass ohne ausreichende Finanzierung weitere Forschung und eine groß angelegte Verifizierung von medizinischem Cannabis für präventive Behandlungen noch eine Weile auf sich warten lassen würden; aber immerhin gäbe es jetzt ein ausreichendes Interesse.

LUXEMBURG ALS VORREITER IN DER LEGALISIERUNG VON CANNABIS

In einer Meldung von *The Independent* am 22.10.2021 heißt es übersetzt:

Luxemburg ist das erste europäische Land, das grünes Licht für den Anbau und die Verwendung von Cannabis gibt

Luxemburg ist das erste Land in Europa, das die Produktion und den Konsum von Cannabis legalisiert hat, nachdem seine Regierung angekündigt hatte, Erwachsenen zu erlauben, bis zu vier Cannabis-Pflanzen zu Hause anzubauen.
Die Vorschläge sind Teil eines Maßnahmenpakets zur Bekämpfung der Drogenkriminalität im Land und ermöglichen den Verkauf von Cannabis-Samen in Geschäften, den Import oder auch den Onlinekauf von Cannabis-Samen.
Es wird weiterhin ein gesetzliches Verbot des Konsums und Transports der Droge in der Öffentlichkeit geben. Außerdem wird der Handel mit Cannabis-Produkten, außer mit den Samen, verboten bleiben.
Nach den neuen Plänen wird niemand, der mit einer kleinen Menge Cannabis (weniger als drei Gramm) angetroffen wird, mehr strafrechtlich verfolgt, sondern erhält lediglich eine Geldstrafe zwischen 25 Euro und 500 Euro, im Vergleich zu vorher rund 2500 Euro.
Die luxemburgische Koalitionsregierung hatte sich bereits 2018 darauf geeinigt, auf »Straffreiheit oder gar Legalisierung« von Cannabis hinzuarbeiten, das im Staatsgebiet produziert wird.
Am Freitag sagte die Justizministerin Sam Tanson, dass der Schritt darauf abzielte, den illegalen Markt für Cannabis-Produkte im Land einzudämmen, indem ein niedriges Maß an persönlichem Konsum zu Hause erlaubt wurde.
Sie sagte *The Guardian*, es gehe darum, dass ein Verbraucher nicht in einer illegalen Situation sein soll, wenn er Cannabis konsumiert. Auch soll nicht die gesamte illegale Kette von der Produktion über

den Transport bis zum Verkauf unterstützt werden, weil viel Elend damit verbunden wäre. Laut Frau Tanson soll alles getan werden, um immer mehr vom illegalen Schwarzmarkt wegzukommen. Unterdessen sagten die Grünen des Landes, die Koalitionspartner in der Regierung mit der Demokratischen Partei und der Luxemburger Sozialistischen Arbeiterpartei sind, dass die Ankündigungen der Justizministerin Sam Tanson »eine grundlegende Neuausrichtung der luxemburgischen Drogenpolitik« darstelle.
[…]
Endlich würde der Konsum von Cannabis reguliert und eine legale Alternative zum Schwarzmarkt geschaffen.
[…]
Conrad Duncan

DAS THERAPEUTISCHE POTENZIAL VON CANNABIDIOL (CBD)

Sicher ist, dass CBD über ein außerordentliches Potenzial verfügt, was seinen medizinischen Nutzen betrifft. Aber es wird nach wie vor noch umfassende Forschung nötig sein, um letztlich sichere Produkte für ganz bestimmte Indikationen herzustellen, die eine möglichst optimale Wirkung zeigen, aber gleichzeitig keine oder nur geringfügige Nebenwirkungen erzeugen.

FREI VERKÄUFLICHE CANNABIS-PRODUKTE

Mittlerweile sind CBD-Produkte im freien Verkauf erhältlich, solange sie kein THC enthalten, und können rezeptfrei über das Internet oder in Apotheken gekauft werden. In der Regel werden die Angebote von Menschen mit leichteren Beschwerden genutzt, die sich Entspannung erhoffen, leichteres Ein- und Durchschlafen sowie Linderung bei Entzündungen.

Cannabis-Medikamente wirken individuell

Die Herstellung von Cannabis-Medikamenten ist eine sehr diffizile Angelegenheit, die viel Erfahrung erfordert und gleichzeitig sehr zeitaufwendig ist, weil jedes einzelne Medikament individuell auf den Patienten eingestellt werden muss. Das bedeutet, die durch einen Spezialisten indizierte Dosis ist von vorrangiger Bedeutung. So eine Behandlung ist nicht vergleichbar mit der Einnahme von Schmerztabletten, wo man eine nimmt, und wenn sie nicht genügend wirkt, nimmt man einfach eine zweite. Cannabis-Pflanzen enthalten eine Vielzahl von Inhaltsstoffen, die in unterschiedlichsten Mengenverhältnissen in der Pflanze vorkommen können, und unter diesen Voraussetzungen sind menschliche Reaktionen nicht absolut eindeutig vorhersagbar.
Dies erklärt auch, warum der medizinische Einsatz von Cannabis ausschließlich von entsprechend spezialisierten Ärzten oder Apothekern verantwortungsvoll begleitet werden kann.

Von Pharmafirmen meist als CBD-Öl, -Spray oder -Gel angeboten, gelten diese Produkte nicht als Medikamente und leiten ihre Wirkversprechen mitunter auch von den zugefügten Vitaminen und sonstigen Begleitstoffen ab wie »wirkt kühlend«, »stärkend für Muskeln, Knochen und Immunsystem« oder »wirkt als Radikalfänger, schützt die Zellen vor oxidativem Stress«.
Die für diese Produkte verwendeten Öle werden aus den Cannabis-Samen gewonnen, und ich möchte an dieser Stelle anmerken, dass Hanföl auch ohne zugesetzte Stoffe wie die Vitamine D oder E erhältlich ist, dass man es nicht in der Apotheke kaufen muss, um sich die exzellente gesundheitliche Wirkung zunutze zu machen, und dass es wunderbare Möglichkeiten gibt, dieses Öl in der Küche oder beispielsweise für die Hautpflege einzusetzen.
Bezugsquellen für Hanföl in Lebensmittelqualität finden Sie ganz leicht im Internet sowie am Ende dieses Buches. Dabei möchte ich betonen: Bio-Hanföl ist kein »Trendfood«, es ist ein funktionales Lebensmittel!

THERAPEUTISCHE NUTZUNG VON CBD AUS FASERHANF

Im THC-armen Faserhanf ist CBD in einer Größenordnung von 0,5 bis 2 Prozent im oberen Pflanzendrittel enthalten. Faserhanf darf in Deutschland und anderen Ländern mit einer entsprechenden Genehmigung von Landwirten angebaut werden. Es ist erlaubt, aus den Blättern und Blüten dieser Pflanzen Tees herzustellen sowie Auszüge oder Tinkturen anzufertigen. Naturgemäß enthalten Tees nur sehr geringe Mengen an CBD, während ölige oder alkoholische Auszüge aus den Blüten höhere CBD-Mengen aufweisen können. Je nach Hanfsorte kann in den Auszügen auch gleichzeitig eine minimale Menge an THC enthalten sein, welche allerdings zu gering ist, um psychoaktiv zu wirken.

BEOBACHTUNGEN ZUR WIRKUNG VON CBD

Da es bisher keine bestätigten Nachweise für die Wirkmechanismen von CBD gibt, muss sich die Wissenschaft derzeit vor allem auf experimentelle Studien und Erfahrungswerte stützen. Viele der bisherigen Forschungsergebnisse stammen aus Tierversuchen und können nicht ohne Weiteres auf den Menschen übertragen werden.

So hat sich beispielsweise bei Tieren gezeigt, dass CBD nach Nervenverletzungen schmerzlindernd wirkte und dass bei Multipler Sklerose Entzündungen reduziert wurden, weil CBD die Produktion von entzündungsfördernden Botenstoffen verminderte. Außerdem wirkte es antiepileptisch, hemmte Übelkeit und Erbrechen und tötete sogar Krebszellen ab. Außerdem wirkte CBD antibakteriell gegen bestimmte gefährliche Keime, die resistent auf Antibiotika reagierten.

Alle bisherigen Forschungsergebnisse klingen sehr vielversprechend, und es besteht durchaus Grund zur Hoffnung, dass schon in naher Zukunft entsprechende Studien in Auftrag gegeben und finanziert werden, um das unglaublich vielfältige Potenzial der Hanfpflanze (endlich wieder) zu nutzen.

THC-REICHE CANNABIS-PRODUKTE IN DER MEDIZIN

Da Cannabis-Produkte mit höheren THC-Werten ausschließlich von Spezialisten individuell verschrieben werden müssen, gehe ich hier nicht im Einzelnen auf diese Möglichkeiten ein. Patienten mit schwerwiegenden Leiden oder Erkrankungen müssen verantwortungsvoll medizinisch beraten und begleitet werden und sollten auf keinen Fall Cannabis im Selbstversuch zu sich nehmen. Denn mitunter kann es zu drastischen Wechselwirkungen kommen, wenn bereits andere Medikamente eingenommen werden. Und diese Wechselwirkungen sollten keinesfalls unterschätzt werden!

MACHT CANNABIS ABHÄNGIG?

Seit der Verabschiedung des *Marihuana Tax Act* im Jahr 1937 kam es zur Kriminalisierung von Cannabis, und das betraf sowohl Produktion, Handel, Erwerb als auch den Besitz. Seit dieser Zeit versuchen Wissenschaftler zu beweisen, dass Cannabis süchtig macht. Inzwischen hat es unzählige Untersuchungen gegeben, die alle darauf abgezielt haben, zu beweisen, dass dem so ist. Doch es konnte niemals überzeugend nachgewiesen werden. Mittlerweile wird davon ausgegangen, dass Cannabis nicht wirklich körperlich abhängig macht. Allerdings gäbe es ein geringes Maß an psychischer Abhängigkeit, da »High«-Sein ein angenehmes Erlebnis ist, das man gerne wiederholen möchte. Wenn man das als »Sucht« bezeichnen möchte, müsste diese Einschätzung auch für viele andere Dinge gelten, die wir uns gönnen, weil wir sie als wohltuend empfinden.

Hanfanbau schon bald (wieder) legal?

Hanf ist ein ideales Gewächs für die Landwirtschaft. Er gedeiht selbst auf Böden, die für den Gemüseanbau zu nährstoffarm, zu nass oder auch zu trocken sind. Er beansprucht keine Flächen, die bereits als Äcker oder Getreidefelder genutzt werden, denn Hanf ist äußerst genügsam und kann ohne Verwendung von Kunstdünger und Pestiziden angebaut werden. In wärmeren Klimazonen sind sogar mehrere Ernten pro Jahr möglich, da die Reifezeit nur etwa 90 Tage beträgt. Ein weiterer Vorteil wäre, dass die Landwirte ihr eigenes Saatgut gewinnen könnten und nicht immer wieder neu kaufen müssten. Hanf ist außerdem ein sehr flexibles Gewächs, das sich innerhalb weniger Generationen an die örtlichen Umstände anpassen kann. Die extrem langen Wurzeln reichen bis tief in die Erde und können selbst während Trockenperioden noch genügend Wasser aus tieferen Erdschichten aufnehmen. Nach der Ernte bleiben die Wurzeln im Boden zurück, wo sie das Erdreich zusammenhalten und damit Erosion verhindern. Gleichzeitig speichern sie CO_2 im Boden und tragen durch ihre spätere Verrottung zum Humusaufbau bei.

Würde der Hanfanbau in Ländern der Dritten Welt zugelassen, wäre das ein wichtiger Schritt gegen Mangel- und Unterernährung. Denn Hanfsamen und Hanfsamenöl könnten als wertvolle, lebensrettende Nahrung dienen, und die ausgepressten Samen, die sogenannten Presskuchen, könnten noch als gesundes, wertvolles Tierfutter genutzt werden.

Landwirte in der Dritten Welt würden möglicherweise etwas weniger Öl pro Hektar erzeugen, hätten aber einen klimatischen Vorteil und könnten dafür häufiger ernten.

Wir können also davon ausgehen, dass Hanf einen wichtigen Beitrag leisten würde, den Hunger in der Welt einzudämmen. Als Genussmittel könnte er die katastrophalen Folgen von Alkoholmissbrauch reduzieren und würde gleichzeitig Mitgefühl und Gemeinschaftssinn fördern. Dürfte man Hanf als Medizin einsetzen, würde das die Lebensqualität von Millionen Menschen verbessern und würde Schäden mindern, die durch den übermäßigen Gebrauch von synthetischen Medikamenten entstehen.

BEEINTRÄCHTIGT CANNABIS DIE FAHRTÜCHTIGKEIT?

Es gilt als relativ unwahrscheinlich, dass Menschen unter Cannabis-Einfluss einen Unfall verursachen. Cannabis zählt zwar, gleichermaßen wie Alkohol, zu den Genussmitteln, lässt den Konsumenten aber eher ruhig und vorsichtig Auto fahren. Unter Alkoholeinfluss passiert genau das Gegenteil, die Fahrer werden aggressiv und übermütig, es ist ihnen nicht mehr möglich, Gefahrensituationen realistisch einzuschätzen.

Unter Cannabis- und THC-Konsum können allerdings Reaktionsfähigkeit, Aufmerksamkeit und Feinmotorik beeinträchtigt werden, und deshalb wird generell empfohlen, nach dem Konsum von Cannabis mindestens eine Stunde zu warten, bis man wieder am Verkehr teilnimmt. Eventuell enthaltenes THC zerfällt im menschlichen Körper innerhalb von ein bis zwei Stunden, anschließend besteht keine Gefahr mehr, durch eine psychoaktive Wirkung beeinträchtigt zu werden.

MÖGLICHE NEBENWIRKUNGEN VON CANNABIS

Zum besseren Verständnis der möglichen Wirkweisen hier einige Erläuterungen aus dem Bereich von Tierversuchen:
Da der Hanf nicht spezifisch auf die immer gleiche Art wirkt, können wir nicht im Voraus wissen, auf welchen seiner Inhaltsstoffe wir möglicherweise besonders stark ansprechen. Oder ob wir zwei Wirkungen gleichzeitig bekommen, von denen wir eigentlich nur eine haben wollten. So könnte es zum Beispiel sein, dass wir uns Muskelentspannung gewünscht haben, aber als gleichzeitige Wirkung beziehungsweise Nebenwirkung nimmt auch unser Appetit stark zu. Erst durch Ausprobieren kann ein Kompromiss zwischen erwünschten und unerwünschten Wirkungen gefunden werden, was nicht immer einfach ist, denn dazu muss mit unterschiedlich hohen Dosen experimentiert werden.
Dabei sollte man im Auge behalten, dass Cannabis weder besonders gefährlich noch völlig harmlos ist – wichtig ist vor allem, genau die richtige Dosis zu finden!

Cannabis bietet den großen Vorteil, dass es als Medikament ungewöhnlich sicher ist. Beobachtungen zufolge ist es lediglich bei extremer Überdosierung zu Todesfällen gekommen. Die Tierversuchsdaten zeigten bei oraler Aufnahme eine äußerst geringe Gefahr von Schädigungen oder Todesfällen, und diese wurden ausschließlich mit Vorerkrankungen der Tiere in Verbindung gebracht. Deshalb gilt für Herzkranke: Wegen der Wirkungen auf das Herz-Kreislauf-System wie der Steigerung der Herzfrequenz mit eventuellem Blutdruckabfall sollten diese Patienten im Umgang mit Cannabis überaus vorsichtig sein. Sie sollten zunächst nur sehr kleine Dosen zu sich nehmen und diese nur langsam steigern, um mögliche unerwünschte Wirkungen zu vermeiden oder gering zu halten.

Ein wichtiger Vorteil von Cannabis ist, dass es keine physiologischen Funktionen stört und auch keine inneren Organe schädigt, solange es in therapeutischer Dosierung eingenommen wird. Und das bedeutet: Wer Cannabis-Produkte während akuter Anwendung verträgt, braucht selbst nach langjähriger medikamentöser Einnahme keine gesundheitlichen Schäden zu fürchten, wie sie bei anderen Medikamenten oft an Magen, Gehirn, Leber oder Nieren zu beobachten sind.

Langzeitnebenwirkungen auf die Atemwege treten nur durch das Rauchen von Cannabis-Zigaretten auf, die allein mit dem darin enthaltenen Tabak, nicht aber mit dem Cannabis in Verbindung stehen.

Akute Beeinträchtigungen nach Cannabis-Konsum kann es in Bezug auf die geistige Leistungsfähigkeit, das psychische Erleben und das Herz-Kreislauf-System geben.

Des Weiteren kann es zu verminderter Speichelproduktion, trockenem Mund und Rachen sowie zu geröteten Augen kommen. Auch können durch einen möglichen Abfall des Blutdrucks leichte Schwindelgefühle auftreten, allerdings merken Personen, die Cannabis-Produkte aus medizinischen Gründen einnehmen, in der Regel kaum etwas von diesen Wirkungen, da therapeutisch verabreichte Dosen den Blutdruck nur sehr geringfügig verändern.

VORSICHT IN AUSNAHMESITUATIONEN

Der erfahrene Cannabis-Arzt Dr. med. Franjo Grotenhermen vertritt die Meinung, dass die Gefahr einer psychischen Abhängigkeit bei der Verwendung von Cannabis vernachlässigbar ist. Bei schwerer Krankheit ergebe die künstliche Erzielung von Glücksgefühlen Sinn, um eine Distanzierung von Schmerz und Leid zu schaffen, da eine vorübergehende Veränderung der inneren Befindlichkeit dem Patienten helfen kann, das Gefühl eines lebenswerten Lebens zu erhalten.
Cannabis-Konsum erschafft ein Gefühl von Zufriedenheit und Ausgeglichenheit. Bei psychisch labilen Personen kann sich allerdings nach dem Verlust dieses Zustands der starke Wunsch einstellen, möglichst schnell wieder in diese heile Scheinwelt zurückzukehren. Für solche Menschen kann es ratsam sein, sich therapeutisch helfen zu lassen, um ihrem Leben einen tieferen Sinn zu geben und Cannabis nicht als Fluchtmittel aus der Realität zu benutzen.
Trotzdem ist die Sorge vor anschließender körperlicher Abhängigkeit unbegründet. In seltenen Fällen können nach der Anwendung von Cannabis allerdings, wenn meist auch nur wenige Tage lang, Entzugssymptome wie unruhiger Schlaf mit vermehrtem Träumen, Reizbarkeit, Nervosität oder starkes Schwitzen auftreten.

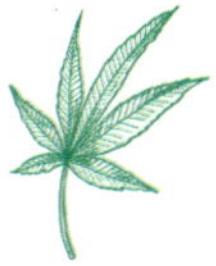

Vorsicht bei Allergien!

Da die Zahl der Menschen, die auf bestimmte Stoffe allergisch reagieren, in den letzten Jahren ständig zugenommen hat, muss in diesem Zusammenhang unbedingt darauf hingewiesen werden, dass auch Cannabis allergische Reaktionen hervorrufen kann.
Möglich ist eine sehr seltene Allergie gegen THC, es können aber auch andere Bestandteile der Hanfpflanze allergisch wirken, beispielsweise die Pollen oder bestimmte Eiweißstoffe, die in der Pflanze vorkommen.
Sollte eine Allergie vorliegen, darf Cannabis natürlich nicht eingesetzt werden.

KONTRAINDIKATIONEN

Inwieweit bei bestimmten Krankheiten oder psychiatrischen Störungen von Cannabis abzuraten ist, oder ob der Einsatz von geringen Dosen und unter ständiger strenger Beobachtung getestet werden kann, sollte von einem Mediziner und Cannabis-Experten festgestellt werden.
Natürlich ist es ein großer Unterschied, ob sich ein kranker, leidender Mensch die Linderung seiner Beschwerden erhofft oder ob ein mehr oder minder gesunder Mensch ab und zu etwas Cannabis als Genussmittel konsumiert.

Trotz dieses Unterschieds liegt die Problematik aber in beiden Fällen, wie schon beschrieben, in der Wahl des passenden Produkts, der konkreten Einnahmeform und in der Bestimmung der angemessenen Dosis.

ANWENDUNG UND EINNAHME ZU MEDIZINISCHEN ZWECKEN

Als grundsätzliche Regel gilt, immer mit geringen Dosen anzufangen und die Menge dann ganz allmählich zu steigern. Beispielsweise zur Schmerzbekämpfung könnte man die Dosis jeweils nach zwei oder drei Tagen etwas erhöhen und damit fortfahren, bis die gewünschte Wirkung erreicht ist.
Um am Ende ein optimales Ergebnis zu erzielen, ist es wichtig, sich für diese Einstimmungsphase genügend Zeit zu lassen. Jeder Körper reagiert anders, und erst durch diese Phase des Ausprobierens wird erkennbar, welche Dosis für dieses spezielle Leiden, zum jetzigen Zeitpunkt, die genau richtige ist.

EINNAHME DURCH INHALATION

Traditionell werden Cannabis-Produkte über die Lunge aufgenommen, und zwar durch Rauchen oder Inhalieren, eine andere Möglichkeit ist die Einnahme über den Mund.

Weitere Einnahmeformen wie Zäpfchen oder Infusionen wurden bisher nur während klinischer Studien getestet.

Da die Wirkung beim Rauchen schneller eintritt als nach dem Verzehr und auch einfacher dosiert werden kann, wird diese Methode oft bevorzugt. Beim Rauchen eines Joints, einer Cannabis-Zigarette, tritt die Wirkung schon nach wenigen Minuten ein, ist nach etwa 20 bis 30 Minuten am stärksten und flaut dann allmählich wieder ab. Nach etwa zwei bis drei Stunden ist der ursprüngliche Zustand wieder erreicht.

Nur ein Teil, maximal 25 Prozent des im Brenngut enthaltenen THC, gelangt in die Blutbahn. Durch die Verwendung spezieller Hasch-Pfeifen kann die Menge allerdings gesteigert werden.

Meistens werden Cannabis-Zigaretten mit Tabak oder rauchbaren Kräutern gedreht, indem etwas Haschisch oder Marihuana auf das Kraut gebröselt wird.

Ein großer Nachteil beim Rauchen besteht in der Ablagerung vieler Schadstoffe in der Lunge. Außerdem kann es durch die verkohlten Rückstände des Brennguts zu einer Schädigung der Schleimhäute im Mund- und Rachenraum kommen.

Da durch das Rauchen aufgenommene Schadstoffe bekannterweise krebserregend wirken, kann diese Art des Cannabis-Konsums aus medizinischer Sicht natürlich nicht empfohlen werden.

Bei der Nutzung einer Wasserpfeife wird der Rauch durch das Wasser geleitet, wobei er sich abkühlt und deshalb tiefer inhaliert werden kann. Bei dieser Art des Konsums wird aber nicht nur die Schadstoffkonzentration vermindert, sondern gleichzeitig auch die Konzentration der im Rauch enthaltenen Cannabinoide.

Aus gesundheitlicher Sicht bieten sogenannte Pur-Pfeifen die beste Lösung beim Rauchen, weil auf diese Weise am wenigsten Schadstoffe in-

haliert werden. In diesen Pfeifen kann Haschisch oder Cannabiskraut ohne weitere Begleitstoffe pur geraucht werden.
Speziell empfohlen werden metallene Pur-Pfeifen, da die im Brenngut enthaltenen Teerstoffe an den Wänden der Pfeife kondensieren und anschließend mithilfe von Aceton (z.B. Nagellackentferner) wieder gelöst werden können.
Anstatt Cannabis zu rauchen, wird aus medizinischer Sicht meist die Inhalation mit einem Vaporizer empfohlen. Dabei wird das Cannabiskraut auf etwa 180 bis 210 Grad Celsius erhitzt, wobei die Cannabinoide und ätherischen Öle verdampfen und inhaliert werden können. Das Kraut verbrennt nicht, denn zur Verbrennung käme es erst bei höheren Temperaturen, und somit entstehen im Vaporizer auch keinerlei Verbrennungsprodukte von nennenswerter Konzentration.
Beim Kauf eines Vaporizers ist darauf zu achten, dass er als Medizingerät zugelassen ist, da manche Geräte die im Bereich der Füllkammer erforderliche Temperatur nicht erreichen und halten können. Bei manchen Geräten kann es auch passieren, dass es durch die Luftbewegung beim Inhalieren zu unerwünschten Temperaturschwankungen kommt.

ORALE EINNAHME DURCH ESSEN ODER TRINKEN

Nach oraler Einnahme von Cannabis dauert es bis zum Eintritt der Wirkung etwa 30 bis 90 Minuten, manchmal auch bis zu 120 Minuten. Das allmähliche Abklingen der Wirkung kann vier bis sechs Stunden dauern, in Ausnahmefällen nach sehr hohen Dosen auch deutlich länger. Bei manchen Patienten können die psychischen Wirkungen bereits abgeklungen sein, während andere Wirkungen deutlich länger anhalten, und so kann es sein, dass diese Patienten für die Behandlung ihrer Symptome nur eine Dosis am Tag benötigen, vorzugsweise abends.
Bei oraler Aufnahme wird ein Teil des THC durch die Magensäure zerstört, aber der größere Teil wird in der Leber abgebaut und erreicht gar nicht die Orte, wo es wirken soll, wie zum Beispiel die Cannabinoid-Rezeptoren auf den Nervenzellen. Nur etwa 5 bis 10 Prozent des

THC gelangt in die systemische Bioverfügbarkeit, und das bedeutet, dass bei oraler Aufnahme etwa der gleiche Wirkungsgrad wie bei der Inhalation erzielt wird.
Eine medizinisch indizierte orale Aufnahme kann beispielsweise in Form von Tropfen oder Kapseln geschehen.
Die bisher noch illegalen Cannabis-Produkte wie Marihuana oder Haschisch können als Tee getrunken oder auch in Gebäck eingebacken verzehrt werden. Aus dem Cannabiskraut kann außerdem eine Tinktur hergestellt werden, die sich tropfenweise gut zur Einnahme dosieren lässt.
Bei Verwendung von Cannabiskraut, das in Mitteleuropa angebaut worden ist, sollte allerdings bedacht werden, dass es erst wirksam wird, wenn die weitgehend unwirksamen Carboxyl-Säuren durch Erhitzen in die wirksamen phenolischen Formen umgewandelt wurden.
Pur gegessenes oder in Joghurt oder Haferbrei eingerührtes Haschisch kann bereits sehr wirksam sein, wenn die enthaltenen Cannabinoide zumindest teilweise in phenolischer Form vorliegen. Da Haschisch in den verschiedenen Ursprungsländern sehr unterschiedlich hergestellt wird, können keine eindeutigen Aussagen gemacht werden. Manchmal wird die Droge bei der Herstellung erhitzt, wodurch dann bereits phenolisches THC entsteht, aber das ist nicht immer so.

EINNAHME ÜBER DIE MUNDSCHLEIMHAUT

Der Cannabis-Extrakt Sativex enthält Dronabinol, ein teilsynthetisches Derivat aus der Hanfblüte von Cannabis sativa, sowie Cannabidiol (CBD) und ist in Deutschland verschreibungsfähig. Das Spray ist zur Anwendung in der Mundhöhle entwickelt worden und dient der Zusatzbehandlung von Patienten mit schwerer Spastik als Folge von Multipler Sklerose (MS), wenn sie nicht ausreichend auf andere antispastische Medikamente angesprochen haben. Die Wirkung von Sativex ist vergleichbar mit oral aufgenommenem THC, tritt allerdings etwas schneller ein.

SPEZIALISIERTE APOTHEKER – BISHER NOCH EINE RARITÄT

In Deutschland gibt es bereits einige auf Cannabis spezialisierte Apotheken. Denn seit der Freigabe von medizinischem Cannabis im Jahr 2017 darf es ärztlich verordnet werden. Allerdings ist die Versorgung durch Spezialisten in Deutschland noch nicht flächendeckend. Deshalb bieten manche Apotheken sogar telefonische Beratung und den Versand des Medikaments an.
So beispielsweise der Apotheker Dr. Jürgen Leikert, der in Siegsdorf/ Bayern die Marien-Apotheke betreibt.

Hier werden im eigenen Apothekenlabor Cannabis-Extrakte aus diversen Blüten mit unterschiedlicher Wirkstoffkonzentration hergestellt, um den therapeutischen Wünschen der Ärzte zu entsprechen und um die optimale Therapie für die Patienten gewährleisten zu können.
Die Marien-Apotheke in Siegsdorf verfügt über eine mehrjährige intensive Erfahrung in der Herstellung von Cannabis-Arzneimitteln und in der Beratung von Cannabis-Patienten. Sie ist eine der führenden Anlaufstellen für Cannabis-Medikamente in Deutschland und eine von wenigen, die Tinkturen aus Cannabis-Blüten selbst herstellt. Die Kontaktadresse finden Sie unter *Cannabis-Apotheker* am Ende dieses Buches.

HANFÖL UND CANNABISÖL

Unter Hanföl versteht man das Öl, welches aus Hanfsamen gepresst wird, das als wertvolles Speiseöl dient und das sich außerdem hervorragend zur äußerlichen Anwendung auf der Haut eignet. Dieses Öl enthält kein THC.
Im Gegensatz dazu gibt es auch das Cannabisöl, das früher Haschischöl genannt wurde, und das speziell bei bestimmten Erkrankungen, insbesondere bei Krebs, empfohlen wird. Dieses Öl ist reich an Cannabinoiden und ätherischen Ölen und kann mithilfe bestimmter Lösungsmittel, wie zum Beispiel Alkohol, gewonnen werden. Nachdem das Lösungs-

mittel der Pflanze die Cannabinoide, Wachse und ätherischen Öle entzogen hat, lässt man es ganz allmählich verdampfen. Auf diese Weise erhält man einen Extrakt mit hoher THC-Konzentration. Gute Haschischöle können mehr als 50 Prozent THC enthalten.

Achtung!

Es muss davor gewarnt werden, Cannabisöl auf dem Schwarzmarkt zu erwerben, denn Betrüger verkaufen schlechtes Cannabisöl zu hohen Preisen, die Krebspatienten aus ihrer Not heraus auch bezahlen.

Cannabisöl – selbst herstellen

ofern man selbst Cannabis-Pflanzen besitzt (im Falle, dass Anbau und Bez von THC-haltigem Hanf legalisiert wurden), kann man die Blätter und üten zur Herstellung von Cannabisöl verwenden.

Zunächst lässt man die Pflanzenteile trocknen und kann sie anschließend fein zerkleinern, beispielsweise zwischen den Fingern oder in einem Mörser zerreiben.

Das getrocknete, zerkleinerte Pflanzenmaterial gibt man in ein hitzebeständiges Glasgefäß, füllt Olivenöl ein und achtet darauf, dass der Inhalt gut mit Öl bedeckt ist.

Das vorherige Erhitzen des Pflanzenmaterials, um die Cannabinoide zu »aktivieren«, ist nicht empfehlenswert, da die entstehende Verdampfung zu einem Verlust der Terpene führt. Terpene sind der Hauptbestandteil von ätherischen Ölen und sind für ihren charakteristischen Duft verantwortlich. Sie haben auch einen wichtigen Begleiteffekt auf die positiven Wirkungen der Cannabinoide.

Das Glasgefäß wird nun, je nach Größe, für ein bis zwei Stunden in kochendes Wasser gestellt. Bei dieser Methode kommt es zu keiner Überhitzung des Öls, und es kann nach dem Abkühlen und Filtern sofort zum Einsatz kommen.

ur Dosierung:

)a der Olivenölauszug nicht durch Verdampfung konzentriert werden kann, vie dies beim Alkohol der Fall ist, muss die Einnahmemenge etwas erhöht verden, um den gleichen therapeutischen Effekt zu erzielen.

Das richtige Lösungsmittel

Der internationale Cannabis-Forscher Dr. Arno Hazekamp von der Universität Leiden in den Niederlanden hat analytische Untersuchungen zur Extraktherstellung durchgeführt und empfiehlt ein einfaches Verfahren mittels Olivenöl. Er hat verschiedene getestete Lösungsmittel miteinander verglichen und kam zu dem Ergebnis, dass Ethanol/Alkohol und Olivenöl am besten für die Extraktion geeignet waren, da sie das gesamte Spektrum der Cannabinoide und sonstigen pflanzlichen Inhaltsstoffe sehr effektiv extrahierten. Außerdem sind diese Mittel bedenkenlos für den Konsum geeignet. Gegen Ethanol/Alkohol spricht allerdings, dass er der pflanzlichen Substanz auch größere Mengen Chlorophyll entzieht, welches neben einer Grünfärbung auch einen etwas unangenehmen Geschmack verursacht. Außerdem ist für den Verzehr zugelassener Alkohol/Ethanol in den meisten Ländern ein teures Lösungsmittel, da es mit Alkoholsteuer belegt ist.

Olivenöl schnitt unter den getesteten Lösungsmitteln am besten ab und gilt daher als optimale Wahl für die Zubereitung von Cannabisöl zur Selbsttherapie.

Olivenöl kann zwar nicht verdampft werden, ist aber in guter Qualität preiswert erhältlich, absolut ungiftig und nicht entflammbar.

DIE VORTEILE VON CANNABISÖL

Synthetische Medikamente werden von vielen Menschen schlecht vertragen, sie wirken oft nicht ausreichend – manchmal überhaupt nicht – und haben oft schädliche Nebenwirkungen. Auch bei Cannabis kann es passieren, dass es nicht oder nicht ausreichend wirkt, aber die einzige Nebenwirkung, das High-Werden, ist völlig harmlos. Jahrtausendelang wurde die Pflanze immer als unschädlich betrachtet und kam bei Krankheitsbildern zum Einsatz, für die unsere Schulmedizin noch kein unschädliches, hilfreiches Medikament zur Verfügung hat, beispielsweise bei Fibromyalgie, krankhaftem Muskelzittern und dem Spasmus der Parkinson-Krankheit.

Cannabisöl entspannt, macht ausgeglichen, fördert guten und tiefen Schlaf und sorgt in der Regel auch für gute Laune. Und wer sich wohlfühlt, gewinnt natürlich auch an Lebensqualität.
In der Palliativpflege geht es darum, das eigene Leben ruhig, gelassen und in Frieden abzuschließen. Dabei kann der THC-Gehalt von Cannabisöl eine sehr erwünschte Wirkung zeigen. Denn wenn das Öl für Menschen am Ende ihres Lebens eine sanfte, beruhigende und zufriedene Atmosphäre schafft, dann fällt es ihnen leichter, das irdische Leben hinter sich zu lassen.

CANNABISÖL (WIEDER) ALS VOLKSMEDIZIN?

Da es möglich ist, mit Cannabisöl verschiedenste Leiden und Schmerzen im Zaum zu halten, könnte es unsere Gesundheitsversorgung entlasten und dazu beitragen, dass häufige Arztbesuche eingeschränkt würden.
Natürlich müssten die meisten von uns erst wieder lernen, Verantwortung für die eigene Gesundheit zu übernehmen, denn wir sind es heutzutage gewohnt, immer schnell zum Arzt oder in die Apotheke zu gehen. Aber wenn wir bedenken, dass es bis vor gut 200 Jahren (bis zur Säkularisierung) auf dem Land weder Ärzte noch Apotheken gab, dann können wir uns vielleicht vorstellen, wie es unseren Vorfahren erging, die sich mit Pflanzen selbst behandeln und heilen mussten.
Die Menschen verließen sich auf eine reine Erfahrungsmedizin, die mündlich von Generation zu Generation weitergegeben wurde.
Sicherlich können wir froh sein, dass wir heutzutage nicht mehr ausschließlich auf selbst Gesammeltes aus der Natur angewiesen sind, aber es gibt unendlich viele Möglichkeiten, von der Kräutermedizin unserer Vorfahren zu profitieren. Aber auch dabei gilt es zu beachten: Nicht alles, was in freier Natur wächst, schön aussieht und gut riecht, ist automatisch gesund und genießbar – denn auch bei wilden Kräutern, Beeren und Früchten kann die Dosis eine außerordentlich wichtige Rolle spielen!

DIE RICHTIGE DOSIS FINDEN

In diesem Zusammenhang soll noch einmal darauf hingewiesen werden, wie wichtig die Ermittlung der bestmöglichen, individuellen Dosierung ist. Wie schon an anderer Stelle erwähnt, sollte zur Vermeidung unerwünschter Nebenwirkungen auf eine einschleichende, sehr allmähliche Steigerung geachtet werden.

Da bei selbst hergestellten, bislang noch illegalen, Produkten wie dem Cannabisöl, der THC-Gehalt nicht bekannt ist, sollte mit sehr geringen Dosen begonnen werden, um nicht von starken psychischen Reaktionen überrascht zu werden. Eine gute Möglichkeit zur tropfenweisen Dosierung bieten kleine Pipettenfläschchen, die es in jeder Apotheke zu kaufen gibt.

Was hilft bei Überdosierung?

Als Erstes ist es schon mal sehr hilfreich zu wissen, dass man an einer Überdosierung Cannabis nicht stirbt. Denn typische Symptome einer Überdosierung können starke Ängste sein, beispielsweise auch die Angst zu sterben. Man muss wissen, dass solche Ängste, wenn sie auftreten, sich bis zur Panik steigern können, aber meist nach kurzer Zeit wieder nachlassen und schon bald darauf verschwinden.

Bei einer zu großen Menge Cannabis kann es vor allem zu Halluzinationen kommen, zu unkontrollierbaren Rauschzuständen, begleitet von beängstigenden Gefühlen.

Wer so eine Situation bei jemand anderem miterlebt, kann Folgendes tun:

- beruhigend auf die Person einreden
- bei der Person bleiben, bis der Rausch abklingt
- etwas zu essen oder zu trinken anbieten
- selbst ruhig bleiben und darauf vertrauen, dass wirklich alles schnell wieder besser wird

Wichtig zu wissen:
Zwischen dem in Cannabis enthaltenen THC und anderen Substanzen kann es zu Wechselwirkungen kommen. Beispielsweise kann durch THC die Wirkung von Schlafmitteln, Opiaten, Antidepressiva und Alkohol verstärkt werden.
Auch sollte beachtet werden, dass es keinesfalls ratsam ist, Cannabis zu konsumieren, wenn man Medikamente einnimmt, die die Herzfrequenz steigern können. Denn der zusätzliche, pulsbeschleunigende Effekt kann als sehr unangenehm empfunden werden. Und natürlich sollte man insbesondere bei Herzerkrankungen darauf achten, den Kreislauf nicht unnötig zu belasten.

MÖGLICHE REAKTIONEN NACH CANNABIS-EINNAHME

Leider kann nicht vorhergesagt werden, wie jemand auf die Behandlung mit Cannabis reagieren wird. Denn bei manchen Menschen tritt die gewünschte Wirkung einfach nicht ein, und es kann sogar sein, dass sich der Gesundheitszustand verschlechtert oder die Schmerzen zunehmen. Denn wie Cannabis-Produkte wirken, hängt sehr stark vom individuellen Zustand der Person und ihres sehr komplexen Endocannabinoid-Systems ab. Zudem existieren vielfältige wechselseitige Wirkungen mit anderen Systemen, die zu unterschiedlichen Reaktionen führen können. In der Regel kann man aber davon ausgehen, dass Personen, die einmal mit Übelkeit auf Cannabis reagiert haben, immer wieder in dieser Weise reagieren werden, sodass diese Art von Therapie bei ihnen keinen Sinn ergibt.

Kostenübernahme durch die Krankenkassen?
Aufgrund des Regierungswechsels in Deutschland ist neben der geplanten Legalisierung auch im Bereich der Kostenübernahme durch die Krankenkassen mit Neuerungen zu rechnen. Deshalb ist es sicher ratsam, dass Sie vor einer Verschreibung von Cannabis mit Ihrer Krankenkasse abklären, ob und in welchem Umfang die Kosten übernommen werden.

EIGENER ANBAU UND VERARBEITUNG

EIGENANBAU

Der Eigenanbau von Cannabis ist derzeit in Deutschland noch verboten und deshalb illegal. Da die Legalisierung der medizinischen Nutzung aber in absehbarer Zeit ansteht, möchte ich hier bereits auf den Anbau eingehen.

Eigene Pflanzen ziehen

1. Um selbst eine Pflanze zu ziehen, wird als Erstes ein Samen für 24 Stunden in Wasser eingeweicht. Man bereitet einen kleinen Topf mit gut durchfeuchteter Erde für die Anzucht vor, gibt den Samen hinein und achtet anschließend darauf, dass er immer gut feucht gehalten wird.
   Cannabis-Pflanzen brauchen viel Licht, deshalb gedeihen sie gut auf einem sonnigen Balkon, aber notfalls kann man auch mit Lampen nachhelfen. Täglich etwa 15 bis 18 Stunden natürliches oder künstliches Licht wären ideal.
2. Sobald das Pflänzchen einige Zentimeter groß ist, setzt man den Inhalt des Anzuchttopfes in einen großen 20-Liter-Topf um, drückt die Erde etwas an und wässert das Ganze gut durch.
3. Wenn die Pflanze nach etwa vier Wochen sechs bis sieben Blattpaare besitzt, werden die beiden oberen Paare dicht über dem Ansatz des nächsten Paares abgeschnitten. Dies führt zu einem buschigen Wuchs und hat zur Folge, dass sich mehr weibliche Blütenstände bilden. Wächst die Pflanze sehr schnell, kann sie eventuell ein zweites Mal beschnitten werden. Je nach Sorte sowie Licht- und Temperaturbedingungen beginnt die Blüte nach etwa zwei bis vier Monaten auszutreiben. Einfluss darauf haben aber auch kürzer werdende Tage und Beleuchtungszeiten von zwölf Stunden oder weniger.

Wichtig! Die Pflanze darf nicht zu viel gegossen werden. Die Erde sollte immer feucht, aber nicht durchnässt sein. Nach dem Gießen sollte sich kein Wasser im Untersetzer sammeln, deshalb nie mehr gießen als die Erde aufsaugen kann.

4. Beim Anbau mehrerer Pflanzen muss man darauf achten, dass die weiblichen Blüten nicht von den männlichen bestäubt werden, da ihre THC-Produktion dadurch abgeschwächt würde. Sobald die Pflanzen unterscheidbar sind, sollten deshalb die männlichen entsorgt werden. Dadurch lässt sich der THC-Gehalt der weiblichen Blüten und Blätter in etwa verdoppeln.

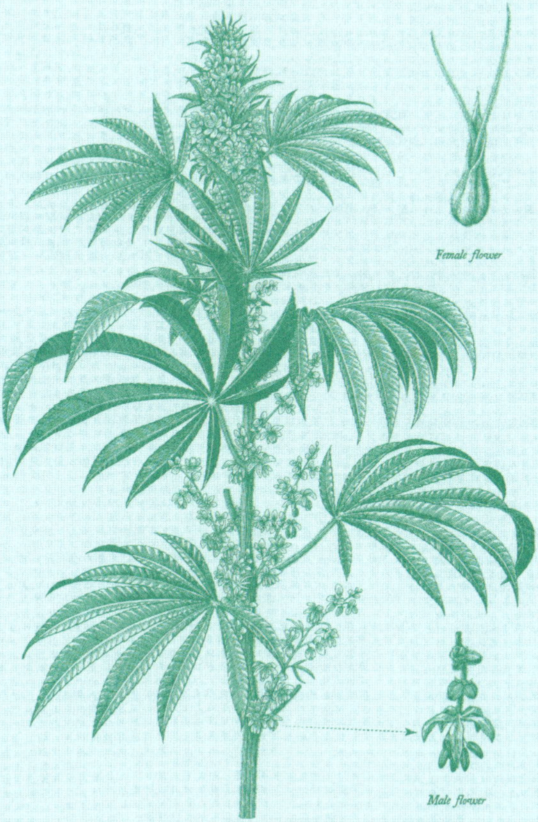

TROCKNEN UND LAGERN VON CANNABIS-PFLANZEN

Nach der Ernte ist es wichtig, dass das Kraut in einem geeigneten Raum getrocknet wird. Das kann ein Dachboden oder auch ein Abstellraum sein, sofern sie sich gut lüften lassen.
Als Erstes kann man die Pflanzen zu Bündeln zusammenbinden und zum Trocknen bei Raumtemperatur aufhängen. Die Luftfeuchtigkeit im Raum darf nicht zu hoch werden, denn sollte es zur Schimmelbildung kommen, darf die Pflanze nicht mehr konsumiert werden. Das Kraut kann zum Trocknen auch ausgebreitet oder vorsichtig in einer Obstdörre getrocknet werden. Dies sollte aber auf jeden Fall sehr langsam geschehen, damit während der Verdunstung des Wassers auch das Chlorophyll mit abgebaut wird.
Insgesamt dauert eine langsame, sorgfältige Trocknung etwa zwei Wochen. Die anschließende Lagerung sollte möglichst kühl, trocken und dunkel erfolgen. Als Gefäße eignen sich braune Schraubgläser, aber man kann auch Stoffbeutel oder Papiertüten verwenden.
Die Lagertemperatur sollte möglichst nicht über 20 Grad Celsius betragen, da der THC-Gehalt getrockneter Hanfblätter bei warmer Lagerung abnimmt. Noch zusätzlich verstärkt wird die Abnahme des THC-Gehalts durch Lichteinfall.
Am besten hält sich Cannabis, wenn Blüten und Kraut unversehrt sind, deshalb sollte es möglichst erst direkt vor dem Verbrauch zerkleinert werden.

WEITERVERARBEITUNG

Über mögliche Arten der Einnahme und des Konsums wie das Rauchen, Inhalieren, Schlucken oder Teetrinken habe ich bereits berichtet. Später folgen noch eine ganze Reihe von Rezepten für die Verwendung von Hanfsamen und -ölen in der Küche, für das Brot- und Kuchenbacken mit Hanfmehl und jede Menge Tipps für gutes Gelingen oder besonderen Genuss.

MEDIZINISCHES CANNABIS SCHON BALD LEGAL? – UNTERNEHMEN UND LANDWIRTE SIND BEREIT

Seit der Gesetzesänderung vom 10. März 2017, die besagt, dass Cannabis unter bestimmten Voraussetzungen verschreibungsfähig ist, gründen sich ständig neue Unternehmen, die medizinisches Cannabis anbauen, importieren und/oder vertreiben möchten.
Da der Anbau in Deutschland derzeit noch nicht erlaubt ist, werden Cannabis-Blüten bisher noch aus den Niederlanden und Kanada importiert. Bionorica, eigentlich bekannt als Hersteller von Erkältungsmedizin, hat sich in Deutschland mit dem Handel von Dronabinol ein zweites Standbein aufgebaut. Linnea ist ein Schweizer Unternehmen, das pflanzliche Extrakte und Medikamente für unterschiedliche Zwecke herstellt. Linnea kultiviert seine Cannabis-Pflanzen direkt in der Schweiz in Gewächshäusern und auf Feldern.
In unserem Nachbarland Österreich ist der Anbau von medizinischem Hanf derzeit noch verboten, es wurden aber bereits einige Start-ups gegründet, die sich (bisher) auf den Anbau von THC-freiem Hanf spezialisiert haben, um all die anderen wertvollen Nutzungsmöglichkeiten, beispielsweise als gesundes Lebensmittel, zu vermarkten.
Für Biolandwirte bietet die Legalisierung eine besondere Chance, denn die Hanfpflanzen gedeihen ohne jeglichen Dünger und kommen vollkommen ohne Spritzmittel aus, da sie von keinerlei Schädlingen befallen werden. Außerdem trägt man als Hanfbauer dazu bei, dass CO_2 aus der Atmosphäre im Boden gespeichert wird, und Pflanzenreste, die übrig bleiben, können noch als Tierfutter genutzt werden. (Kleinere landwirtschaftliche Betriebe bezeichnen sich selbst gerne als »Bauern«, um sich von der industriellen Landwirtschaft zu unterscheiden.)

Die Zeit ist reif

Die Rückkehr des Hanfs ist seit langer Zeit überfällig! Es gibt kaum eine Pflanze, die so vielfältig nutzbar ist, die als uralte Kulturpflanze rund um die Welt geschätzt und eingesetzt wurde, die aber schließlich aufgrund eigennütziger, finanzieller Interessen und Machenschaften verunglimpft und verbannt wurde.

Auszüge aus dem Kapitel *Hexenmedizin – verbotene Medizin: Von der Inquisition zum Betäubungsmittelgesetz* von Christian Rätsch, 1998 veröffentlicht im Buch *Hexenmedizin*:

»Das Besondere an den Pflanzen und Substanzen, die per Betäubungsmittelgesetz verboten sind, ist ihre starke Wirksamkeit: Sie gehören zu den besten Heilmitteln, die jemals von Menschen entdeckt wurden. Sie sind kein wirkungsloser Plunder, der einem für viel Geld über die Theke geschoben wird. Sie sind potent, das heißt echt wirksam. Opium ist das beste Schmerzmittel der Welt. Hanf ist wahrscheinlich das beste Antidepressivum. [...] Aber wer verdient an gesunden Menschen, das heißt an Untertanen, die sich mit ihren Garten- oder Balkonpflanzen selbst heilen, die ihr oftmals schwer verdientes Geld den Ärzten und Apothekern nicht opfern wollen? – [...]

Die Verteufelung einer Pflanze durch die Herrscher dient der medizinischen Entmündigung der Untertanen. [...]

Hanfsamenverbot!

Die neue Inquisition schlägt mal wieder zu. Während in der Schweiz in zunehmendem Maße Hanfblüten und Zauberpilze über den Ladentisch verkauft werden, hat die christliche Bundesregierung von Deutschland veranlasst, dass seit dem 19.12.1997 Hanfsamen auf die Liste 1 der ›nicht verkehrsfähigen Substanzen‹ gesetzt und damit verboten wurden (10. Verordnung zum BtMG, die am 2. Februar 1998 in Kraft trat).

Damit ist es der Bonner Obrigkeit erstmals gelungen, einen Stoff, der nachweislich keinen psychoaktiven oder sonst wie betäubenden Wirkstoff enthält, zu illegalisieren.

Die Begründung lässt aufjubeln:

›Damit soll dem verbreiteten Vertrieb von Cannabissamen für den individuellen Anbau von Hanf zu Rauschzwecken entgegengewirkt werden. Der Samen ist insbesondere dann nach den Umständen zum unerlaubten Anbau bestimmt, wenn spezieller Samen in zählbarer Körnermenge (z. B. 10 Samenkörner für bis zu 150,– DM), häufig in Verbindung mit Beleuchtungssystemen für den Anbau in Wohnräumen und Kellern und/oder mit Angaben des Tetrahydrocannabinol-(THC)-Gehaltes der angebauten Pflanze, angeboten und damit zu einem nicht erlaubten Anbau verleitet wird.‹

›Endlich kann man wieder mit Kaugummiparagraphen an einer sachlichen Rechtsprechung vorbeischippern. Es wird nicht mehr das Produkt als Betäubungsmittel verboten oder reglementiert, sondern es wird eine hypothetisch angenommene Intention, die weder eingetreten ist, noch in irgendeiner Weise durchgeführt wurde, als Begründung für das Samenverbot herbeizitiert. Im Klartext bedeutet eine derartige Gesetzesgebung, dass man eigentlich Herstellung und Verkauf von Küchenmessern verbieten muss, denn es könnte ja irgendein Durchgeknallter auf die Idee kommen, mit einem Tomatenmesser dem Drogenbeauftragten der Regierung die Kehle durchzutrennen. Juristerei verkommt also immer mehr zu regierungstreuer Ideologie‹ […].

›Wer jetzt noch ein Hanfanbaubuch verlegt, sollte es besser als Roman tarnen.

Egal – der Hexenhammer lässt grüßen.‹«

DAS INTERESSE AN HANFPRODUKTEN NIMMT ZU

Im Jahr 2017 wurde Cannabis für medizinische Zwecke bei Schwerkranken zur Schmerzlinderung erlaubt, und seitdem hat der Stoff in Deutschland einen Boom erlebt. Etliche Start-ups bieten inzwischen legale Lifestyle-Produkte an, dazu gehören unter anderem Hanfaufstriche, Hanfsamenöle, getrocknete Hanfblätter und CBD-Öle. Neu auf dem Markt sind Unterbetten aus Hanfvlies, die besonders für Tierhaar- und Milbenallergiker geeignet sein sollen.

Im Jahr 2017 ging es vor allem um medizinisches Cannabis für einen kleinen Kreis schwer kranker Patienten, inzwischen spricht man von Hunderten Tonnen illegal (im Straßenhandel) verkauftem Cannabis pro Jahr.

Hoffnung auf gute Geschäfte in naher Zukunft machen sich jetzt natürlich die Firmen, die bereits eine Lizenz zum Anbau von medizinischem Cannabis von der staatlichen Cannabis-Agentur erhalten haben.

Konservative Politiker lehnen die Legalisierung von Cannabis nach wie vor ab. Die Bundesdrogenbeauftragte Daniela Ludwig (CSU) warnt vor einem »Dammbruch für die Drogen- und Suchtpolitik«. Und die Polizeigewerkschaft warnt, dass der illegale Handel aufblühen werde, weil die Produkte in den Apotheken erheblich teurer sein werden als im illegalen Straßenverkauf.

Bleibt abzuwarten und zu hoffen, dass Cannabis in Zukunft in reiner Qualität und zu erschwinglichen Preisen in Apotheken zur Verfügung stehen wird, damit kranke und schmerzgeplagte Menschen nicht mehr auf den illegalen Straßenhandel angewiesen sind.

CBD-PRODUKTE BEREITS ERLAUBT UND IM HANDEL ERHÄLTLICH

Bereits zugelassen sind CBD-Produkte, da sie kein THC enthalten, somit auch nicht psychoaktiv wirken und keinen »High-Effekt« auslösen können. Sie sind rezeptfrei erhältlich und werden zum Schutz der Nerven empfohlen, bei Parkinson, Krämpfen, Schizophrenie und gegen Schmerzen. CBD-Produkte senken den Augeninnendruck, leiten den Zelltod in Krebszellen ein, wirken beruhigend und vieles mehr. Und auch CBD-Öle können selbst hergestellt werden.

CBD-Öl selbst herstellen

Um CBD-Öl selbst herzustellen, werden Pflanzen der THC-armen Sorte Can nabis sativa verwendet, die bereits legal angebaut werden darf, wenn der THC Gehalt maximal 0,3 Prozent beträgt. Ansonsten kann man genauso vorgehen w bei der bereits beschriebenen Herstellung von Cannabisöl (siehe Rezept S. 55).

LEGALISIERUNG ERMÖGLICHT INDIVIDUELLE VOLKSMEDIZIN

Falls der Anbau von Hanf für den Eigenbedarf legalisiert wird, ergäbe sich die vielversprechende Möglichkeit, beide Öle, Cannabisöl und CBD-Öl, selbst herzustellen. Anschließend könnte man durch die Mischung der beiden ein Hanföl nach Maß für den eigenen Bedarf kreieren. Aus nur zwei Arten von Basisölen könnte man so eine Vielzahl unterschiedlicher Mischungen herstellen. Natürlich müsste man sich die Zeit nehmen, immer wieder zu testen, die Wirkung abzuwarten und genau darüber Buch zu führen. Der große Vorteil wäre aber, dass man so für sich selbst die ideale Mischung finden könnte. Denn jeder Mensch ist ein Individuum und reagiert anders.

Ein individuell angepasstes Hanföl zur medizinischen Anwendung wäre die ideale Volksmedizin! Es wäre preisgünstig und würde das menschliche Cannabinoid-System mit identischen pflanzlichen, völlig ungefährlichen, Cannabinoiden anregen.

NEUE MÖGLICHKEITEN AUCH FÜR APOTHEKER

Vorstellbar wäre natürlich auch, dass Apotheker in Zukunft Ölauszüge mit verschiedenen Cannabis-Arten herstellen, um daraus gezielt Mischungen für Patienten zu produzieren. Dazu wäre eine enge Zusammenarbeit zwischen Ärzten und Apothekern natürlich vorteilhaft, um den Patienten im engen Austausch gemeinsam zu begleiten. Das wäre sehr zeitaufwendig, aber im Sinne des Patienten sicher wünschenswert.

Sobald es zu einer Legalisierung von Cannabis kommt, werden sämtliche Saatgutzüchter weltweit Hunderte von Sorten mit medizinischem Wert auf den Markt bringen, und das wird es in Zukunft natürlich nicht leicht machen, auch nur annähernd den Überblick zu behalten.

Vermutlich wird es da am besten sein, sich anfangs auf einige wenige, bereits erprobte Hanfsorten zu verlassen und dann allmählich auch andere Sorten auszuprobieren. Denn bevor sie zum Einsatz kommen können, müssen sie alle erst im Labor analysiert werden.

WEITERE EINSATZGEBIETE VON CBD

CBD IN DER FRAUENHEILKUNDE

Es gibt einige Berichte im Internet, in denen sich Frauen dazu äußern, dass CBD-Öl ihnen geholfen hätte, schmerzhafte Regelblutungen zu lindern. Außerdem hätte sich dadurch ihr Hautbild verbessert, manchmal können sie auch besser (ein-)schlafen und sind generell ausgeglichener.
Wie schon beschrieben, wirken diese Mittel nicht immer, auch nicht bei allen Personen gleich, und vor allem kommt es auf die korrekt abgestimmte Dosis an. Aber die Einnahme von CBD-Öl ist ungefährlich und arm an Nebenwirkungen und deshalb auf jeden Fall einen Versuch wert.
CBD-Produkte sind rezeptfrei in der Apotheke erhältlich. Es gibt sie unter anderem als Zäpfchen, als Öl zum Einreiben und als Tropfen zum Einnehmen. Entweder werden sie tropfenweise oral eingenommen, aber es hat sich auch bewährt, bei Unterleibsbeschwerden 3 bis 5 Tropfen auf einen Tampon zu geben, da so die Wirkstoffe über die Scheidenschleimhaut aufgenommen werden.
Die Wirkung von CBD-Produkten erklärt sich durch die vielfältigen Inhaltsstoffe, die schmerzlindernd, entzündungshemmend, antibakteriell, pilzabtötend, aber auch beruhigend und entspannend wirken.
Es gibt auch Berichte über positive Erfahrungen mit CBD bei Endometriose, und es scheint, dass CBD als alternative Therapie oder Ersatztherapie von Erkrankungen in der Frauenheilkunde inzwischen häufiger Anwendung findet. Es fehlt zwar noch an belegten Studien, aber einige Patientinnen berichteten, dass sich ihre Schmerzen nach der Behandlung mit CBD erheblich gebessert hätten.
Beispielsweise bei Scheidenentzündungen und trockener Scheide können CBD-Creme oder -Zäpfchen angewendet werden, und es gab sogar Beobachtungen einer deutlichen Besserung von Reizblasensymptomen. Derzeit wird noch untersucht, inwieweit mit CBD während der Entbindung eine Entspannung des Beckenbodens erzielt werden kann, um eventuell auf herkömmliche Schmerzmittel verzichten zu können.

Es gab bereits Forschungen zur Behandlung des klimakterischen Syndroms, die aber bisher keine positiven Ergebnisse brachten. Da Wechseljahresbeschwerden mit sehr vielfältigen Symptomen auftreten können, sind in diesem Bereich noch weitere Studien nötig, um zu wirklich aussagekräftigen Ergebnissen zu kommen.

CBD IN DER TIERMEDIZIN

Schweizer Institut für Veterinärpharmakologie und -toxikologie

Das Schweizer Institut für Veterinärpharmakologie und -toxikologie in Zürich schreibt auf seiner Webseite zu den Anwendungen:

> **»Anerkannte tiermedizinische Anwendung**
> In einer Studie an Hunden, die an Osteoarthritis litten, konnte gezeigt werden, dass 2 mg/kg Körpergewicht eines mit 10 mg/ml CBD (Cannabidiol) angereicherten Olivenöls, 2-mal täglich verabreicht, die Schmerzen signifikant reduzierte und die Aktivität signifikant erhöhte. Es wurden keine unerwünschten Arzneimittelwirkungen beobachtet. [...
>
> **Ethnoveterinärmedizinische Studien**
> Bäuerinnen und Bauern der Deutschschweiz verwenden Cannabis-sativa-Blüten- und Blätter-Salbe sowie Futterhanf bei Rindern als Hausmittel für das Euter (bei Mastitis, Euterentzündung). [...]
>
> **Traditionelle Anwendung**
> THC-freier Nutzhanf wird innerlich als Futter für Rinder zur Gesunderhaltung der Gelenke und Unterstützung der Mikrozirkulation gegeben. [...]
> Innerlich und äußerlich hilft das fette Öl aus Hanfsamen (Hanföl, Oleum cannabis sativa) bei atopischer Dermatitis. [...] Es ist eine Art Hausmittel für Hunde und andere Tiere bei juckenden und entzündlichen Hautproblemen. [...]

Doping im Pferdesport
Da auch Pferde mit Hanfpflanzen gefüttert werden können, ist Vorsicht geboten, wenn es sich um Turnier- oder Rennpferde handelt. Denn Cannabis zählt zu den dopingverdächtigen Substanzen.

Presskuchen von Hanfsamen bei Analdrüsenstau
Das Verfüttern von Presskuchen, die beim Auspressen von Hanfsamen (zur Ölgewinnung) entstehen, haben sich bei Hunden gegen Analdrüsenstau bewährt. (Erfahrungsbericht von Frau Theresia Unterhaslberger, Ölmühle Benediktbeuern)«

Erfahrungen der Tierklinik Ismaning

Diese Tierklinik spricht über gute Erfahrungen mit dem speziell für Hunde und Katzen entwickelten Tierpflegeöl *Tamacan:* »Wir setzen es gerne bei altersbedingten Erscheinungen oder bei Stresspatienten begleitend ein (Silvester, Gewitter, Tierarztbesuch, Tier aus dem Tierheim, bei Eingliederung in eine bereits bestehende Gruppe uvm.).
Tamacan wird aus österreichischem Bio-Hanf gewonnen. Dieser wird in der Steiermark unter strengen Auflagen in Gewächshäusern kultiviert. Jede Pflanze wird von Hand verlesen und unter Arzneimittelbedingungen weiterverarbeitet.Damit auch Katzen das Öl akzeptieren, wurde für sie eine eigene Tamacan-Linie entwickelt. Diese enthält weder Bitterstoffe noch Terpene, Flavonoide oder THC. Außerdem werden die Katzenprodukte mit Vanilleextrakt verfeinert.
Nicht zu verwechseln ist das Tierpflegeöl mit Hanföl zur Futterergänzung. Dieses wird aus Hanfsamen gepresst, während Tamacan aus der ganzen Pflanze extrahiert wird und die ganze Bandbreite an gesundheitsfördernden Wirkstoffen entfalten kann.
Wichtig: Tierhalter sollten CBD-Produkte nur in Absprache mit einem Tierarzt einsetzen, denn nur er hat das Beschwerdebild und die Wechselwirkungen mit anderen Arzneimitteln im Blick.«

Tiermedizinportal

Auf dem Onlineportal Tiermedizinportal gibt es ausführliche Erklärungen zu CBD in der Tiermedizin, die ich hier ausschnittsweise weitergeben möchte.

> **»Welche medizinischen Wirkungen hat CBD?**
>
> CBD-Produkte sind keine Medikamente, sondern sie zählen zu den Nahrungsergänzungsmitteln. Aus diesem Grund dürfen die Hersteller keine Wirk- oder Heilversprechen machen. Somit lassen sich derzeit lediglich einige positive Auswirkungen von CBD auf den Körper und die Psyche beschreiben, die in Untersuchungen festgestellt oder von Tierhalterinnen und Tierhaltern beobachtet wurden.
>
> **Mögliche Wirkungen von CBD bei Tieren:**
>
> - wirkt entspannend und krampflösend
> - reduziert Ängste und Stress
> - wirkt gegen Infektionen und Entzündungen
> - lindert Schmerzen
> - steigert die Beweglichkeit
> - wirkt sich positiv auf die Abwehrkräfte aus
> - lindert Übelkeit und Erbrechen
> - schützt das Nervengewebe
> - kann sich positiv auf die Verdauung auswirken
>
> **Bei welchen Tierarten kann CBD angewendet werden?**
>
> Grundsätzlich wirkt CBD bei allen Säugetieren, denn sie weisen alle ein sogenanntes endogenes Cannabinoid-System (Endocannabinoid-System) auf. CBD bindet an die Cannabinoid-Rezeptoren CB1 und CB2 und entfaltet so seine Wirkung. Vögel und Fische besitzen ebenfalls ein Endocannabinoid-System, sodass auch bei ihnen CBD verabreicht werden kann. CBD-Produkte sind unter anderem erhältlich für Hunde, Katzen, Pferde, Kaninchen, Meerschweinchen, Hamster und Ratten. […] Wenngleich die Anwendung von CBD-Produkten bei Nutztieren noch nicht so verbreitet

ist wie bei Haustieren und Kleintieren, so kann CBD auch bei Nutztieren wie Rindern, Schweinen, Schafen **oder** Ziegen gegeben werden. Eine Anwendungsmöglichkeit ist beispielsweise, Ängste und Stress zu reduzieren.

Wie soll CBD für Tiere dosiert werden?

Bei CBD-Produkten gibt es keine festgelegte Dosierungsempfehlung. Die CBD-Dosis richtet sich sowohl nach den Beschwerden des Tieres als auch nach ihrem Körpergewicht. Wenn Sie Ihrem Tier CBD verabreichen möchten, starten Sie am besten mit einer geringen Dosis: Falls Ihr Tier eine Unverträglichkeit zeigt, fällt diese möglichst schwach aus. Fangen Sie zum Beispiel mit einem Tropfen CBD-Öl an und steigern Sie die Dosis langsam auf etwa zwei bis drei Tropfen pro Tag.

Je kleiner Ihr Tier ist, desto zurückhaltender sollten Sie mit der Dosis sein. Fragen Sie die Tierärztin oder den Tierarzt, falls Sie bezüglich der Dosis unsicher sind. […] Achten Sie zunächst darauf, dass es sich um ein CBD-Öl für Tiere handelt, das zur Verabreichung ins Maul (oral) geeignet ist. Es handelt sich dann um ein Nahrungsergänzungsmittel. Dieses CBD-Öl können Sie am einfachsten auf das Futter oder auf ein Leckerli träufeln. Alternativ können Sie das Öl auch mit einer Pipette vorsichtig direkt ins Maul des Tieres verabreichen.

Welche CBD-Nebenwirkungen können auftreten?

Nebenwirkungen von CBD-Produkten, wie CBD-Ölen, werden selten beobachtet, sind aber grundsätzlich – wie bei jedem Präparat – möglich. Mögliche CBD-Nebenwirkungen sind Durchfall, vermehrter Durst und vermehrtes Trinken, Müdigkeit und Schläfrigkeit, trockenes Maul, Blutdruck-Abfall, Schwindel, Kopfschmerzen und Appetit-Veränderungen (sowohl Appetit-Steigerung als auch Appetitlosigkeit). Wenn Sie bei Ihrem Tier Nebenwirkungen beobachten, wenden Sie sich bitte an Ihre Tierärztin oder Ihren Tierarzt.

Welche Tiere sollten kein CBD bekommen?
Grundsätzlich sollten Sie, wenn Ihr Tier Beschwerden hat, die Tierärztin oder den Tierarzt aufsuchen. Sie können die Ursache der Symptome ermitteln und ernste Erkrankungen ausschließen, die mit Medikamenten (z.B. Antibiotika) oder einer OP behandelt werden müssen. Greifen Sie also nicht vorschnell zur Selbstbehandlung Ihres Tieres!
Außerdem müssen Sie bei der Anwendung von CBD-Produkten darauf achten, ob es Wechselwirkungen mit Medikamenten oder Nahrungsergänzungsmitteln gibt, die Ihr Tier einnimmt. Fragen Sie im Zweifel immer Ihre Tierärztin oder Ihren Tierarzt! Vorsicht ist auch bei trächtigen Tieren geboten: Hier sollten keine CBD-Produkte gegeben werden.«

DAS CANNABIS-DILEMMA

Trotz der langen Tradition werden Cannabis und einzelne Cannabinoide heute vielfach wie »neue Medikamente« behandelt. Sie müssen – wie für »neue Medikamente« üblich und sinnvoll – anspruchsvolle und teure Zulassungsverfahren durchlaufen. Dem gegenüber steht im Falle des Naturprodukts Cannabis aber ein nur geringes Interesse großer pharmazeutischer Unternehmen. Auf der anderen Seite berichten zahlreiche Patienten und deren Ärzte von einer Vielzahl positiver Wirkungen von Cannabis-Zubereitungen bei schweren, chronischen, ansonsten therapieresistenten Erkrankungen, darunter Schmerzerkrankungen unterschiedlicher Art von Phantomschmerzen bis Migräne, chronisch-entzündliche Erkrankungen wie Colitis ulcerosa und Rheuma, psychiatrische Erkrankungen wie Zwangsstörungen, Depressionen und posttraumatische Belastungsstörung, neurologische Erkrankungen wie Multiple Sklerose und Tourette-Syndrom, aber auch Symptome wie Übelkeit und Appetitlosigkeit und viele weitere.
Die umfassende Breite des therapeutischen Spektrums von Cannabis-Zubereitungen spiegelt sich auch in der Tatsache wider, dass die Bundes-

opiumstelle in Bonn vor Inkrafttreten des »Cannabis-als-Medizin-Gesetzes« 2017 zwischen 2007 und Ende 2016 insgesamt 1041 Genehmigungen erteilt hatte, die für 60 verschiedene Indikationen galten. Mit dieser Ausnahmeerlaubnis wurde eine legale Selbsttherapie mit Medizinal-Cannabis-Blüten aus der Apotheke möglich.

Zu diesen 60 Indikationen zählten beispielsweise so unterschiedliche Diagnosen wie Akne inversa, Reizdarm, Autismus und Hyperhidrosis, wobei in jedem Einzelfall ein Arztbericht eingereicht werden musste, in dem die Schwere und Therapieresistenz der jeweiligen Erkrankung belegt werden musste.

Vermutlich ist die klinische Datenbasis bei den meisten Einsatzgebieten bisher noch sehr gering, weil diese Forschungsarbeit durch das breite Indikationsspektrum von Cannabis-basierten Medikamenten erschwert wird. Für viele Indikationen liegen bisher keinerlei klinische Studien vor, aber teils beeindruckende, eher kleine und noch nicht bestätigte Fallserien oder Einzelfallberichte.

Diese Situation kann sehr treffend als »Cannabis-Dilemma« bezeichnet werden. Einerseits besteht Einigkeit darin, dass Patienten eine wirksame Therapie nicht vorenthalten werden darf, wie dies auch vom Bundesverwaltungsgericht am 19. Mai 2005 mit Verweis auf das im Grundgesetz verbriefte Recht auf körperliche Unversehrtheit festgestellt wurde. Andererseits sollten Substanzen nur dann eingesetzt werden, wenn das Nutzen-Risiko-Profil durch klinische Studien ausreichend untersucht wurde. Dies wiederum würde bei der anzunehmenden Vielzahl der Indikationen aber Jahrzehnte dauern beziehungsweise ist bei dem geringen Forschungsinteresse der Pharmaindustrie ein fast aussichtsloses Unterfangen.

Ärzteschaft und Politik gehen in verschiedenen Ländern derzeit unterschiedliche Wege, um diesem Dilemma zu begegnen. So sind Cannabis-Blüten in den Niederlanden bereits seit 2003 in Apotheken erhältlich und können von Ärzten verschrieben werden. In Israel erhielten bis heute – nach Inkrafttreten des israelischen Cannabis-Programms bereits im Jahre 1995 – mehr als 25 000 Patienten eine Erlaubnis zur medizinischen Verwendung von Cannabis-Blüten (Stand Juli 2018). Die Zahl der Patienten ist vor allem in den vergangenen fünf Jahren stark angestiegen, sodass mittelfristig mit etwa 100 000 Genehmigungen gerechnet wird. Eine ähnliche Entwicklung findet in Kanada statt: Dort wird erwartet, dass im Rahmen des kanadischen Programms zukünftig etwa 500 000 Patienten Cannabis zu medizinischen Zwecken verwenden dürfen. Im Juli 2018 waren es bereits mehr als 200 000 Patienten.

DAS THERAPEUTISCHE POTENZIAL VON CANNABIS UND THC

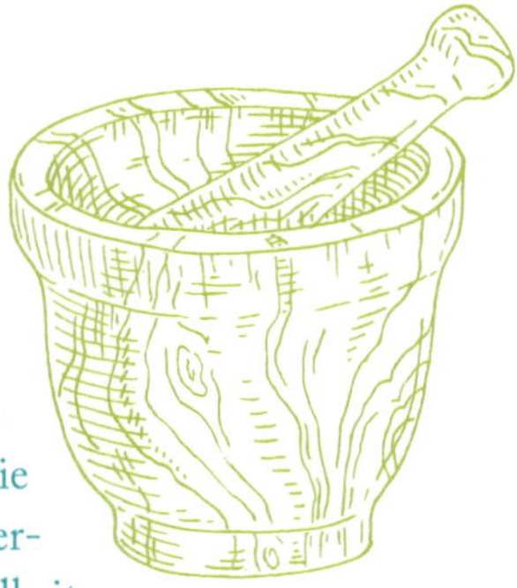

Es gilt heute als erwiesen, dass THC-reiche Cannabis-Zubereitungen eine Vielzahl therapeutischer Wirkungen ausüben, von denen allerdings nur wenige Indikationen gut erforscht sind. Dazu zählen: die Behandlung der Spastik bei Multipler Sklerose, die Verwendung bei chronischen Schmerzen, die Therapie von Appetitlosigkeit mit Gewichtsverlust bei HIV/AIDS, die Behandlung von Übelkeit und Erbrechen infolge einer Chemotherapie.
Für viele andere Erkrankungen und Symptome liegen kleine kontrollierte oder offene Studien und zum Teil beeindruckende Fallberichte vor, darunter unter anderem für das Tourette-Syndrom, Schlafstörungen, die Aufmerksamkeitsdefizit-Hyperaktivitätsstörung (ADHS), Morbus Crohn, Tremor, tardive Dyskinesie, Singultus, Pruritus, Glaukom, Asthma, Depressionen, posttraumatische Belastungsstörungen, Zwangsstörungen, Morbus Alzheimer und Migräne.
Aktuell werden große kontrollierte Studien durchgeführt, um die Wirksamkeit und Verträglichkeit verschiedener Cannabis-basierter Medikamente weiter zu untersuchen, wie etwa beim Tourette-Syndrom.

BEISPIELE FÜR DOSIERUNGSANLEITUNGEN

Dronabinol

Sie beginnen mit 2 × 3 Tropfen. Sie können das Medikament vor oder nach dem Essen einnehmen, sollten aber in der Anfangszeit nicht wechseln, da die Nahrung den Wirkungseintritt beeinflussen kann. 3 Tropfen entsprechen 2,5 mg Dronabinol. Wenn Sie diese Menge gut vertragen, steigern Sie am nächsten Tag auf 2 × 4 Tropfen und so fort. Bei eventuellen Nebenwirkungen, wie beispielsweise einem leichten Schwindelgefühl, gehen Sie auf die vorherige Dosis zurück.

Sativex

Am besten mit einem Sprühstoß (entsprechend 2,7 mg THC und 2,5 mg CBD) abends beginnen und täglich um einen Sprühstoß bis zur gewünschten Dosierung steigern. Die Sprühstöße können Sie auf zwei Einnahmen täglich verteilen.

Medizinal-Cannabis-Blüten

Inhalieren Sie 3 × täglich 20 mg der verordneten Sorte. Wenn Sie es gut vertragen, steigern Sie am Folgetag auf 3 × 30 mg und am dritten Tag auf 3 × 40 mg und so fort, bis die gewünschte therapeutische Wirkung eintritt. Falls Sie Nebenwirkungen verspüren, beispielsweise ein leichtes Schwindelgefühl, gehen Sie auf die vorherige Dosis zurück. Falls die Nebenwirkungen abends, nicht jedoch tagsüber gut toleriert werden können, beispielsweise eine Sedierung (Dämpfung der Wahrnehmung), so reduzieren Sie nur die zwei Dosen während des Tages und behalten die abendliche Dosis bei. Später können Sie auch die Häufigkeit der Einnahme variieren, um ein für Sie optimales Einnahmeschema zu entwickeln.

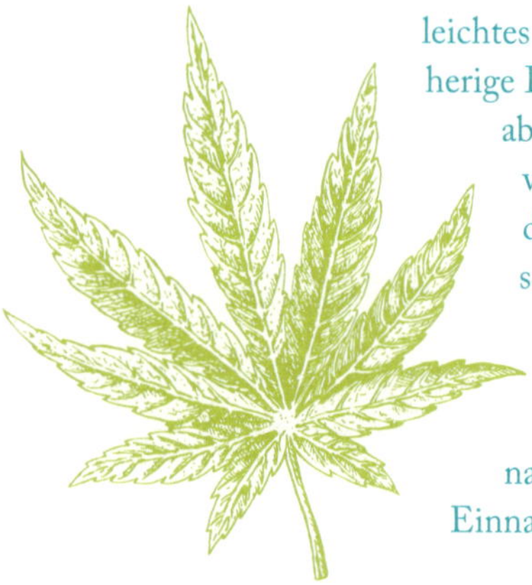

Gegenanzeichen

Vor der Anwendung wird gewarnt bei:

- Überempfindlichkeit gegen einzelne Bestandteile der Präparate
- psychotischen Erkrankungen

Von der Anwendung wird dringend abgeraten

- während der Schwangerschaft wegen möglicher Entwicklungsstörungen des Kindes sowie während der Stillzeit
- bei Kindern und Jugendlichen (Der zugelassene Cannabis-Extrakt Sativex wird vom Hersteller bei Kindern oder Jugendlichen unter 18 Jahren nicht empfohlen, da keine ausreichenden Daten zur Sicherheit und zur Wirksamkeit vorliegen.)
- bei älteren Menschen, da eine größere Anfälligkeit für zentralnervöse und kardiovaskuläre Nebenwirkungen besteht
- bei schweren Herz-Kreislauf-Erkrankungen
- bei Hepatitis C
- bei Suchterkrankungen

MÖGLICHE UNERWÜNSCHTE WIRKUNGEN UND WECHSELWIRKUNGEN

THC-reiches Cannabis wird von Drogenkonsumenten vor allem wegen seiner psychoaktiven Eigenschaften geraucht. Dazu werden Dosierungen gewählt, bei denen die gewünschte Wirkung oberhalb der individuell variablen Schwelle eintritt. Diese akute psychische Wirkung wird im Allgemeinen als angenehm und entspannend empfunden und geht oft mit einer Steigerung der sensorischen Wahrnehmung einher. Das gesteigerte Wohlbefinden kann allerdings auch in eine eher unangenehme Stimmungslage umschlagen, wobei auch Angst und Panik auftreten können. Eine weitere akute Wirkung von Cannabis kann eine Beein-

trächtigung des Gedächtnisses sein, ein Verlust von aktivem und wahrnehmungsfähigem Verhalten, auch Störungen der Zeitwahrnehmung oder plötzliches Auftreten von Euphorie.
Bei Personen mit entsprechender Krisenanfälligkeit oder Verletzlichkeit kann der Konsum von Cannabis eine Psychose, eine psychische Störung, beispielsweise Wahnvorstellungen, auslösen.
Bei Jugendlichen verdoppelt sich durch den Konsum von Cannabis nach gegenwärtigem Kenntnisstand das Risiko für die Entwicklung einer Schizophrenie.
Bisher wurden keine akuten Todesfälle beschrieben, die eindeutig auf den alleinigen Konsum von Cannabis oder eine Behandlung mit Cannabinoiden zurückgeführt werden können. Allerdings kann sich bei entsprechender Veranlagung das Herzinfarktrisiko durch die Kreislaufwirkungen von Cannabinoiden mit Tachykardie (Herzrasen) und Hypotonie (niedrigem Blutdruck) erhöhen.
Für viele Cannabis-Wirkungen können unterschiedlich starke Toleranzen entwickelt werden. Das Ausmaß von Entzugssymptomen kann aber ähnlich sein wie nach Beendigung von Nikotinkonsum und ist auch abhängig von Konsumdauer und -intensität.
Da THC vor allem in der Leber verstoffwechselt wird, kann es zu Interaktionen mit anderen Medikamenten kommen, die auf gleichem Wege metabolisiert werden. Interaktionen mit Cannabinoiden beruhen am häufigsten auf einer Aktivierung gleicher Effektorsysteme im Sinne einer gegenseitigen Wirkverstärkung oder -abschwächung.
Von großer Bedeutung kann beispielsweise die Verstärkung einer Sedierung (Dämpfung der Wahrnehmungsfähigkeit) sein, wenn gleichzeitig auch andere sedierende Medikamente (Beruhigungs- oder Betäubungsmittel) eingenommen werden.
Außerdem kann es zu Wechselwirkungen mit Medikamenten kommen, die ebenfalls auf das Herz-Kreislauf-System wirken.
Diese Beispiele sollen zeigen, dass trotz eines relativ harmlosen Medikaments, wie es Cannabis eigentlich ist, bei der Anwendung und Dosierung unbedingt größtmögliche Sorgfalt geboten ist!

HANFREGION ALPEN

NACH ZUKUNFTSIDEEN WIRD GESUCHT!

Unter diesem Motto entstehen immer mehr kreative Projekte. So wurde im Rahmen einer Masterarbeit am Institut für Geographie und Raumforschung im Jahr 2019 das Potenzial eines Anbaus von Hanf im Görtschitztal in Kärnten überprüft. Es ging dabei vor allem um regionale Wertschöpfungsketten, besonders im Bereich der Landwirtschaft. Inzwischen (2022) hat sich dort ein Verein gegründet, um die Nutzung von Hanf im Sinne einer nachhaltigen Entwicklung zu fördern.

PROJEKT TIROLER ALPENHANF

Anfang 2021 startete die Standortagentur Tirol das Projekt *Alpenhanf 360 Grad.* Dieses Projekt forciert Innovationen rund um den Anbau und die Verwertung von Hanfpflanzen, deren Fasern und Inhaltsstoffen. Mit Blick auf den gesamten Lebenszyklus von Produkten werden Wertschöpfungsketten im Sinne der Kreislaufwirtschaft neu gestaltet, um ein nachhaltiges Wachstum für die Region zu fördern. Die Chancen liegen insbesondere in einer zusätzlichen Einnahmequelle für die Landwirtschaft sowie neuen Geschäftsmodellen für kleinere und mittlere Unternehmen. Inzwischen spannt sich die Zusammenarbeit rund um nachhaltige Produkte aus Hanf weit über Tirol hinaus.

WILLKOMMEN IM HANF-CLUB

Sieben Cluster-Netzwerke aus Italien, Portugal, Rumänien, Tschechien und Österreich, welche Unternehmen und Forschungseinrichtungen umfassen, bauen im *HempCluB* ein europäisches Hanf-Netzwerk auf, das inhaltlich von der Landwirtschaft bis zu Hightech-Anwendungen reicht. Ziel ist es, gemeinsam mit Produzenten die hanfbasierten landwirtschaftlichen und unternehmerischen Aktivitäten, die entsprechenden Wertschöpfungsketten sowie interregionale Strategien für die Bioökonomie zu stärken, den entsprechenden Technologie- und Wissenstransfer zu internationalisieren, die Zusammenarbeit auf B2B-*(business to business marketing-)* und auf B2C-*(business to consumer marketing-)*-Ebene zu erleichtern und neue, nachhaltige Geschäftsmodelle zu entwickeln. Aufgrund ihrer Expertise in diesen Bereichen und rund um die Themen Hanf und Nachhaltigkeit wurde die Standortagentur Tirol eingeladen, in diesem Netzwerk mitzuarbeiten.

DIE ALPEN BLEIBEN DAS ZENTRUM

Neben dem *HempCluB* und ihrem eigenen Produkt *Alpenhanf 360 Grad* ist die Standortagentur Tirol auch im gleichnamigen, von der *Arge Alp* geförderten Projekt *Alpenhanf 360 Grad* aktiv. Auch hier geht es primär darum, neue regionale Wertschöpfungsketten aufbauend auf den Rohstoffen von Alpenhanf zu schaffen und die Akteure in den zehn Partnerregionen zu vernetzen.

KULTURPFLANZE NUTZHANF

Idealerweise kann die Hanfpflanze ganzheitlich genutzt werden. Sie ist ein vollständig verwertbarer Lieferant für Biorohstoffe, welche zu diversen Produkten verarbeitet werden können. Neben gesunden Lebensmitteln (Hanfsamen, Hanföle, Hanfproteine etc.), besonders reißfesten Garnen, Schnüren und Seilen können Hanfschäben (holzähnliche Teilchen, die beim Schälen des Pflanzenstängels anfallen) als antibakterielle Tiereinstreu verwendet oder zu Baumaterialien weiterverarbeitet werden (Ziegel, Putz). Der Holzkern des Stängels und die Hanffasern können unter anderem als Verbundwerkstoff anstatt Glas- oder Carbonfasern eingesetzt werden (für Ski, Skistöcke) und in der textilen Bekleidungsindustrie Baumwoll- oder Kunstfasern ersetzen.
Ziel ist der Aufbau einer Wertschöpfungskette im Alpenraum für sämtliche Produkte, die der Hanf zu bieten hat.

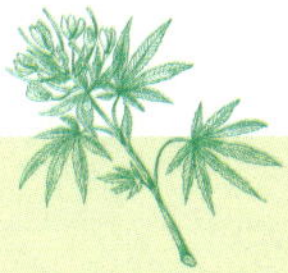

Wichtige Gründe für den Anbau von Nutzhanf in freier Natur

Hanf verbessert die Böden: Das dichte Wurzelwerk, welches CO_2 im Boden speichert, hält ihn zusammen (bewahrt vor Erosion), fördert die Humusbildung (durch das Verrotten der Wurzeln) und hinterlässt den Boden fruchtbarer als zuvor.

Hanf ist so robust, dass keine chemischen Dünge- und Spritzmittel nötig sind. Wegen des schnellen Wachstums können keine Unkräuter aufkommen. Außerdem sind keine Schädlinge bekannt, die den Ertrag negativ beeinflussen würden.

Hanffasern für Bekleidung sind schweiß- und geruchshemmend, schnell trocknend, feuchtigkeitsregulierend, abriebfest und antibakteriell.

Hanf reinigt die Luft: Die Pflanzen nehmen CO_2 aus der Luft auf, welches dann über die Wurzeln im Boden gespeichert wird. Somit wirkt sich der Anbau von Hanf positiv auf das Klima aus.

Hanf bietet Nahrung und **Lebensraum für vielfältige,** teilweise vom Aussterben bedrohte **Insektenarten.** Die Pollen der Hanfpflanzen ziehen bis zu 16 Bienenarten an, somit liefert Hanfanbau auch einen wesentlichen Beitrag gegen das Bienensterben.

Aus Hanfsamen und -blättern können Lebensmittel gewonnen werden wie Hanföle, Hanftee, Hanfmehl und Hanfproteine, die als **vollwertiger Ersatz für tierisches Eiweiß** gelten, was besonders für Vegetarier und Veganer von Bedeutung ist. Die ätherischen Öle werden unter anderem zum Aromatisieren von Getränken eingesetzt.

Hanfsamenöl ist ein **ideales Mittel zur Hautpflege** bei Neurodermitis, trockener Haut und entzündlichen Hautveränderungen. Äußerlich wird es auf die betroffenen Partien aufgetragen, innerlich können gleichzeitig 3–5 TL pro Tag eingenommen werden.

Gesundheitspflege: Herz-Kreislauf-Erkrankungen, das prämenstruelle Syndrom, rheumatoide Arthritis und andere entzündliche Erkrankungen können günstig beeinflusst werden.

KREISLAUFWIRTSCHAFT

Bis zu 80 Prozent der Umweltauswirkungen von Produkten haben ihren Ursprung in der Entwicklungsphase. Nachhaltiges Wirtschaften beginnt also schon vor der Produktion, Hanf gilt dabei als vielversprechendes Ausgangsmaterial.

Bis ins 20. Jahrhundert wurde Hanf als landwirtschaftliche Kulturpflanze so wie Flachs auch in Tirol angebaut. Nun erlebt Hanf eine Renaissance – aus gutem Grund.

Für das Projekt *Alpenhanf 360 Grad* werden gerade passende Anbauflächen gesucht, es wird an einheitlichen Anbaurichtlinien gearbeitet, Erntetechniken werden weiter ausgereift und (industrielle) Abnehmer für die Ernteerträge an Bord geholt, und es wird an Produkten, die aus dem Stängel hergestellt werden können, getüftelt. Die ersten Projektergebnisse sind vielversprechend, bis Jahresende 2021 sollten die ersten Prototypen für Ski und Skistöcke sowie Bekleidung, Ernährung und Baustoffe fertig sein. Am besten informieren Sie sich von Zeit zu Zeit im Internet über die jeweils aktuellen Ergebnisse.

Derzeit arbeiten mehrere Tiroler Unternehmen unter anderem auch an Prototypen für Lastenfahrräder, Bauteile für E-Bikes, Hartschalenkomponenten für Rucksäcke, Leichtbauelemente für Bergungsgeräte, Hybridfilze mit Schafwolle zur Nutzung für Bekleidungen und als Geotextilien sowie Hybridgarne mit Schafwolle als kreislauffähige, regional verfügbare Halbzeuge für die Bekleidungsindustrie.

HANFANBAU IM ALLGÄU

Sechs Landwirte aus dem Allgäu haben im Sommer 2021 getestet, wie gut sich Hanf in ihrer Region anbauen lässt. Nachdem im Mai ausgesät wurde, konnte die erste Ernte bereits im Spätsommer eingefahren werden, und das Fazit fällt sehr positiv aus. Einer der Landwirte, Wolfgang Mösle, bestätigte, dass zukünftiger Hanfanbau im Allgäu auf jeden Fall Sinn ergibt. Da die Preise für Milch und Fleisch immer mehr verfallen, biete der Hanfanbau Landwirten die Chance auf ein zusätzliches Einkommen. Deshalb haben sich die Landwirte gemeinsam mit vier Allgäuer Unternehmen zur *Hanfu GmbH* zusammengeschlossen und werden den Hanf, der ursprünglich in dieser Region heimisch war, wieder zurückbringen.

Der Anbau beschränkt sich, zumindest derzeit, ausschließlich auf sogenannten Nutzhanf, der keinerlei berauschende Wirkung erzeugt. Trotzdem liegt der Hanf laut Expertenmeinung sehr stark im Trend und wird voraussichtlich in Zukunft wieder zu einem bedeutenden Werkstoff werden.

Von enormen Einsatzmöglichkeiten spricht auch Wenzel Cerveny, Vorsitzender des Cannabis Verbands in Bayern. Er ist der Überzeugung, dass Nutzhanf zu einem riesigen Markt werden wird, der langfristig den THC-Markt an wirtschaftlicher Bedeutung übertrifft. Denn aus Nutzhanf ließen sich theoretisch bis zu 50 000 verschiedene Produkte herstellen.

Laut Bundesanstalt für Landwirtschaft und Ernährung wurde Nutzhanf im Jahr 2021 bundesweit auf einer Fläche von 6443 Hektar angebaut, 863 landwirtschaftliche Betriebe sind derzeit als Anbauer gelistet.

Wenzel Cerveny sagt, dass in den letzten vier Jahren viele Landwirte in den Hanfanbau eingestiegen sind, aber trotzdem möchte er Neueinsteigern wie den Allgäuer Landwirten Mut machen. Denn je mehr Landwirte anbauen, desto mehr werde das auch innovative Menschen anziehen, die diese Stoffe wieder verarbeiten, beispielsweise zu Papier oder Kunststoff.

Mit Blick auf die erwartete Legalisierung ist Gerhard Diepolder, Geschäftsführer der *Hanfu GmbH*, eher skeptisch, denn auch wenn der Hanf legalisiert wird, müssten noch so viele Hürden überwunden werden, bis man diesen Hanf auch frei anbauen könnte. Und wer würde den Hanf schützen? Umzäunen? Bewachen? Für die Hanfbauern ist das Thema momentan noch nicht aktuell.

Aber für Gerhard Diepolder steht fest: Diese Pflanze ist auch ohne THC wertvoll!

Die Allgäuer Bauern sind mit ihrem Versuch auf jeden Fall zufrieden. Denn trotz des verregneten Sommers ist der Hanf gut gewachsen. Deshalb planen sie, anstatt bisher 25 Hektar im Jahr 2022 mehr als 1000 Hektar Hanf anzubauen.

Die geernteten Hanfsamen werden in der Allgäuer Ölmühle von Xaver Dopfer zu biozertifiziertem, gesundheitlich besonders wertvollem Speiseöl gepresst, und die sogenannten Presskuchen, die beim Vorgang der Ölgewinnung entstehen, gehen an einen Betrieb, wo sie getrocknet und zu Hanfmehl vermahlen werden. Ansonsten würden sie sich auch als sehr wertvolles, gesundes Tierfutter eignen.

HANFANBAU IM VINSCHGAU/SÜDTIROL

Die Hanfbäuerin Amalia Wallnöfer aus Prad im Vinschgau ist eine Pionierin. Auf ihrem Feld in den sogenannten Mösern im obersten Vinschgau baut sie auf etwa 900 Metern Meereshöhe Hanf an. Was die Leute hinter ihrem Rücken über das Projekt erzählen, ist ihr egal. Frei nach dem Motto: »Ist der Ruf erst ruiniert, lebt es sich ganz ungeniert«. Denn mit Drogen hat Amalia nichts am Hut. Sie hat ganz andere Ziele; sie möchte den Hanf als Nutzprodukt nach Südtirol zurückholen – für das alltägliche Leben, so wie früher üblich, als Hanf und Lein hier zu den wichtigsten Kulturpflanzen zählten.

Behilflich bei diesem Projekt sind ihr Christoph Kirchler und Werner Schönthaler, die mit ihrer Firma *ecopassion* das Ziel verfolgen, dieses geniale Produkt Hanf auf vielfältige Weise auf den Markt zu bringen, beispielsweise auch als Hanflederhose, -hemd, -jackett, -schuhe, -hüte, -taschen und vieles mehr. Diese Produkte sind auch speziell für Vegetarier und Veganer interessant, die sich gegen das Nutzen von Leder oder andere tierische Produkte aussprechen.

Im Entstehen ist derzeit eine Kosmetiklinie. Bereits im Internet bestellbar sind hochwertige CBD-Öle und Produkte für die Behandlung von Tieren.

Vor allem im Bereich von Textilien gibt es viele Pläne, denn bevor die Baumwolle ihren Siegeszug um die Welt machte, bestand die Kleidung aus Fellen, Wollwaren und hauptsächlich aus Stoffen, die aus Hanf- oder Leinenfasern hergestellt wurden.

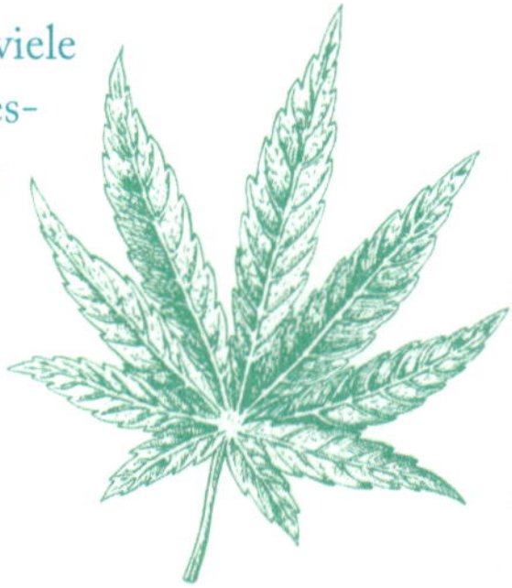

Aus gesundheitlicher Sicht ist Hanfkleidung besonders empfehlenswert: Sie ist im Sommer kühlend, im Winter wärmend, sie ist schweißabsorbierend, schadstofffrei und besitzt einen natürlichen UV-Schutz.

Bis zum Aufkommen der synthetischen Fasern war Hanf aufgrund seiner natürlichen und außergewöhnlichen Widerstandsfähigkeit für die Marine unerlässlich, weil Segel und Seile aus Hanffasern hergestellt wurden. Erst das Verbot der Hanfpflanze und das Aufkommen der synthetischen Fasern haben in Italien schlussendlich zum Ende des Hanfanbaus geführt.

Als Amalia Wallnöfer von ihrem Vater die Gelegenheit bekam, seine Felder zu bewirtschaften, dachte sie sich: »Wenn ich schon das Glück habe, ein Stückchen Erde zu besitzen, dann möchte ich es nicht alleine bewirtschaften und vor lauter Arbeit nicht mehr geradeaus sehen. Ich möchte teilen und dafür wieder etwas davon haben. Das ist Zukunft.«

Deshalb ging sie nicht nur den Schritt zur Hanfbäuerin, sondern gründete mit anderen zusammen auch die Sozialgenossenschaft *Vinterra*, die auf ihrem Grund Speisekürbisse anbaut und dadurch sozial benachteiligten Menschen Arbeit bietet. Neben Kürbissen wachsen auf dem Feld auch Roggen und Kartoffeln. Damit kann sie eine Mehrfelderwirtschaft betreiben: Durch einen Wechsel der Pflanzen werden dem Boden die nötigen Nährstoffe immer wieder zurückgegeben. Der Tiefwurzler Hanf ist dazu bestens geeignet, da er wertvolle Mineralstoffe an die Oberfläche bringt und mit seinen Wurzeln den Boden lockert.

Ursprünglich hatte Amalia Wallnöfer vor, biologischen Kräuteranbau zu betreiben. Weil ihre Felder aber von Apfelgärten umgeben sind, deren Bauern regelmäßig Pestizide spritzen, war das nicht möglich. So entschloss sie sich kurzerhand, Hanfbäuerin zu werden. Denn die Hanfpflanzen speichern die Pestizide nicht, die der Wind aus der Umgebung auf ihre Felder trägt.

Eigentlich enthalten die Samen der THC-freien Hanfsorten auch in den folgenden Generationen kein THC, aber weil es sein könnte, das sich das doch verändert, muss die Hanfbäuerin jedes Jahr neue Samen kaufen und den Carabinieri, der Forstwache, der Finanz und der Polizei Bescheid geben, bevor sie die Samen in die Erde gibt. Der bürokratische Aufwand ist also nicht zu unterschätzen.

Als Christoph Kirchler *(ecopassion)* erfahren hat, dass Hanf zusammen mit Kalk das ideale Baumaterial ergibt, war er begeistert. Schließlich ist gesundes Wohnen genauso wichtig wie gesunde Ernährung.
Das ist ja genial, dachte er: Kalkstein haben wir und Hanf auch. Fangen wir doch an, Null-Kilometer-Häuser zu bauen.
Nach längerer Auseinandersetzung mit der Botanik und Geschichte der Pflanze kam er zusammen mit Werner Schönthaler zu der Erkenntnis:

Hanf ist perfekt, Hanf macht autonom,
man muss es nur zulassen.

Und außerdem:

Leute wie Amalia braucht es, um die Landwirtschaft
zu ihrer Wurzel zurückzuführen.

Die Kontaktadressen zum Hanfanbau finden Sie am Ende dieses Buches.

LEGENDÄR: DIE NIEDERLANDE MIT IHREN COFFEESHOPS

Die Niederlande sind seit vielen Jahren für eine sehr liberale Drogenpolitik bekannt, und man geht davon aus, dass diese der Grund für einen starken Rückgang harter Drogen ist. Und zwar auf ein Niveau, das unterhalb des Niveaus der meisten Länder Westeuropas und den USA liegt. Zwischen 1979 und 1994 sank die Konsumhäufigkeit harter Drogen in den Niederlanden von 15 auf 2,5 Prozent. Auch sei die Anzahl der Toten durch Heroin- und Methadonkonsum im weltweiten Vergleich niedrig; der Anteil der Personen, die Drogen injizieren, sei einer der niedrigsten in Europa. Ein Bericht der niederländischen Regierung aus dem Jahr 1995 habe darüber hinaus gezeigt, dass im Vergleich zum übrigen Europa nur wenige junge Menschen einen problematischen

Drogenkonsum entwickeln. Insofern sei das Ziel der Trennung zwischen den Cannabis- und den übrigen Drogenmärkten erreicht worden. Trotzdem sind, anders als vielfach angenommen, in den Niederlanden der Besitz, die Produktion und der Kauf beziehungsweise Verkauf sämtlicher Drogen illegal, allerdings wird der persönliche Gebrauch von Cannabis nicht strafrechtlich verfolgt. Die Liberalisierung des niederländischen Drogengesetzes erfolgte im Jahr 1976, als durch eine Änderung des Opiumgesetzes eine grundsätzliche Trennung von sogenannten harten und weichen Drogen – hierzu zählt auch Cannabis – eingeführt wurde, um dadurch die als gefährlicher eingestuften harten Drogen – wie beispielsweise Kokain – insbesondere von jungen Menschen fernzuhalten.

Rein formal unterliegt der Besitz und Verkauf von Drogen in den Niederlanden weiterhin den strafrechtlichen Vorschriften des Opiumgesetzes. Allerdings wird bei einem Besitz von bis zu fünf Gramm Cannabis (bis zum Jahr 1996 wurde der Besitz von maximal 30 Gramm toleriert) und maximal fünf Cannabis-Pflanzen von einer Strafverfolgung abgesehen. Für harte Drogen gilt dagegen im Hinblick auf die Strafverfolgung eine Toleranzgrenze von 0,5 Gramm.

Diese Regelungen zur Tolerierung von Cannabis finden sich in einer Richtlinie des Justizministeriums, das der Verfolgung von Verstößen in Bezug auf Cannabis keine Priorität einräumt. Somit ist der Besitz und Verkauf von Cannabis in den Niederlanden entkriminalisiert.

Die Unterscheidung zwischen harten und weichen Drogen und die Tolerierung einer Abgabe von maximal fünf Gramm führte zur Entstehung der sogenannten Coffeeshops, in denen Konsumenten Cannabis erwerben können. Zwar ist auch der Verkauf von Cannabis nicht legal, wird aber im Gegensatz zum Verkauf anderer Drogen in zugelassenen Coffeeshops toleriert.

Für eine Zulassung müssen bestimmte Kriterien erfüllt sein. Danach dürfen außer Cannabis keine weiteren Drogen wie Alkohol oder Zigaretten abgegeben werden. Die Abgabe von Cannabis darf nicht beworben werden, es darf keine Abgabe an Kunden unter 18 Jahren erfolgen, es dürfen pro Person nicht mehr als fünf Gramm pro Tag verkauft und die nachbarschaftliche Umgebung darf nicht beeinträchtigt werden.

Wann immer ein Konsument mit Drogen aufgegriffen wird, werden diese – auch wenn die Menge innerhalb des Toleranzbereichs liegt – von der Polizei konfisziert. Die Coffeeshops haben allerdings das Problem, dass der Verkauf von Cannabis im Rahmen der Toleranzgrenze nicht strafrechtlich verfolgt wird, der Anbau und Erwerb größerer Mengen Cannabis jedoch nach wie vor unter Strafe steht (Backdoor-Problematik). Seit Mai 2012 dürfen die Inhaber von Coffeeshops Cannabis ausschließlich an Einwohner der Niederlande, die mindestens 18 Jahre alt sind, abgeben. Dadurch soll die Attraktivität für Touristen sowie die Belästigung der Anwohner reduziert werden. Die Shops sind nunmehr geschlossene Klubs mit maximal 2000 Mitgliedern. Diese Regelung wird allerdings nicht im gesamten Gebiet der Niederlande eingehalten.

Teil 3

Was macht den Hanf so einzigartig wertvoll für die Gesundheit?

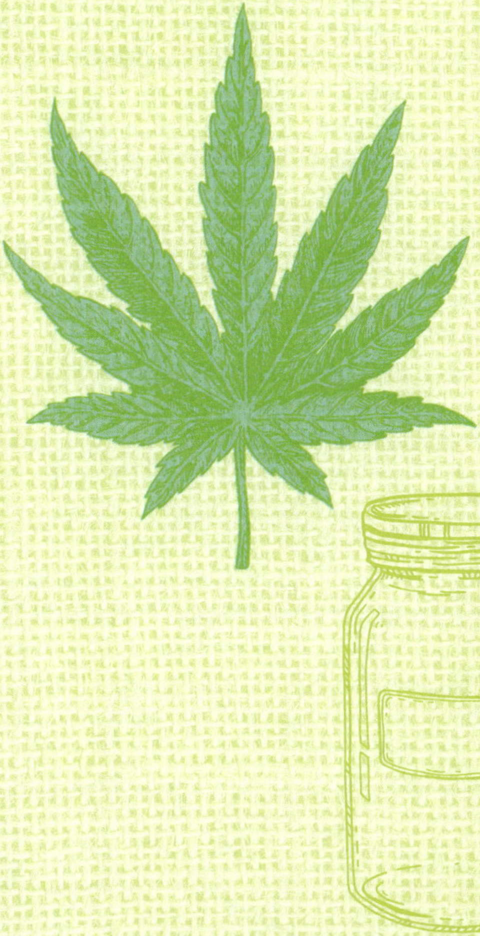

EIN SEGEN – DER HANF KEHRT ZURÜCK

Abgesehen von den medizinischen Möglichkeiten, die uns die THC-haltigen Cannabis-Pflanzen bieten und die bereits im ersten Teil dieses Buches angesprochen wurden, bietet auch der ganz normale Nutzhanf, Cannabis sativa, ein breites Spektrum gesundheitsfördernder Anwendungsmöglichkeiten.

Dies hat vor allem mit den überaus wertvollen Inhaltsstoffen der Samen zu tun, die mit einem extrem niedrigen THC-Wert von maximal 0,3 Prozent für die Lebensmittelherstellung zugelassen sind. Diese Hanfsamen, pur oder auch weiterverarbeitet, werden niemals auch nur den geringsten Rauschzustand auslösen, sie haben keinerlei Nebenwirkungen und werden gerade zur jetzigen Zeit, wo es endlich in größerem Rahmen um den Wiederanbau dieser einzigartigen Pflanze geht, die Anerkennung und Wertschätzung erfahren, die dieser Pflanze gebühren. Noch immer denken viele Menschen beim Wort »Hanf« oder »Cannabis« nur ans Kiffen, an etwas Heimliches, Verbotenes, bei dem man sich nicht erwischen lassen darf. Aber wem war bisher bewusst, welche wichtige Rolle Cannabis bei der Behandlung und Linderung bestimmter Krankheiten einnimmt, die ansonsten oft kaum behandelbar sind? Ich hoffe, dieses Buch wird zur Aufklärung beitragen und den Weg ins Bewusstsein der Menschen ebnen helfen.

Denn es geht hier nicht um den möglichen Missbrauch einer Droge, sondern um die Nutzung einer unglaublich wertvollen uralten Kulturpflanze der Menschheit! Es ist eine Pflanze, die seit Jahrtausenden selbst den Ärmsten das Überleben sicherte, als Nahrung für Mensch und Tier, als Fasern zur Herstellung von Bekleidung, von Fischernetzen und Seilen sowie als natürliche Medizin zur Vorbeugung, aber auch zur Bewahrung oder Wiedererlangung von Vitalität und Gesundheit.

Diese Pflanze ist denkbar anspruchslos, benötigt keinerlei Schädlingsbekämpfung oder Düngung, kann mehrfach im Jahr beerntet werden und hat die Fähigkeit, dem Klimawandel standzuhalten. Sie ist robust genug gegen Starkregen und kann als Tiefwurzler auch Hitze und Trockenperioden gut überstehen.

Wie schon beschrieben, haben sich bereits einige Initiativen gegründet,

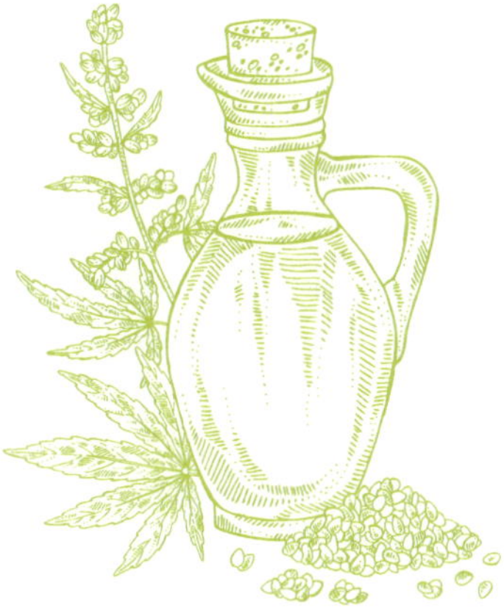

die den Hanfanbau aus Überzeugung und mit Begeisterung betreiben. So ist es inzwischen auch möglich, kalt gepresstes Hanföl, geschälte Hanfsamen, Hanfmehl und Hanfprotein, alles hergestellt aus biologisch zertifizierten Hanfsamen, im Fachhandel oder über das Internet zu beziehen.
Dass der Hanf heutzutage auf die Felder und zu uns Menschen zurückkehrt, ist wirklich ein Segen!

WAS STECKT DRIN IN DEN HANFSAMEN?

Hanföl, gepresst aus den Samen von Cannabis sativa, enthält einige sehr wertvolle essenzielle Fettsäuren. Als essenzielle Stoffe werden chemische Verbindungen bezeichnet, die für den menschlichen Organismus lebensnotwendig sind, die er aber weder selbst herstellen noch aus anderen Nährstoffen synthetisieren kann. Somit ist er auf deren Zufuhr durch die Nahrung unbedingt angewiesen.
In Zeiten von Schlankheits- und Fitnesskult versuchen viele Menschen, möglichst wenig Fette über die Nahrung aufzunehmen. Beim Verzicht auf essenzielle Fettsäuren kann das aber sehr schnell zu Mangelerscheinungen führen. Deshalb ist es besonders bei fettarmer Ernährung extrem wichtig, auf eine ausreichende Zufuhr dieser Stoffe zu achten.

OMEGA-3 UND OMEGA-6 SIND LEBENSWICHTIGE FETTSÄUREN

Die essenziellen Fettsäuren Omega-3 (z. B. Alpha-Linolensäure) und Omega-6 (z. B. Linolsäure) werden vom menschlichen Körper für den Aufbau der Zellmembranen und zur Steuerung lebenswichtiger Prozesse im Organismus benötigt.
Ein Mangel an diesen Fettsäuren kann zu einer Vielzahl von Symptomen führen, es können Hautprobleme, Haarausfall, vermehrte Infektionen, Sehstörungen, Störungen des Immunsystems, Depressionen sowie Konzentrations- und Lernprobleme auftreten. Zu ernsthaften Mangelerscheinungen kann es vor allem bei radikalen Diäten oder massiven Essstörungen kommen.

Omega-3-Fettsäuren

Omega-3-Fettsäuren sind in der Nahrung vor allem in Kaltwasserfischen wie Forelle, Saibling oder Lachs enthalten. Vegetarier und Veganer können diesen Nährstoff aber ganz einfach aus Hanföl beziehen, sofern es kalt gepresst und auch in der Küche nicht erhitzt wurde. Es sollte lichtgeschützt und kühl gelagert und in kaltem Zustand verbraucht werden, um sämtliche wertvollen Inhaltsstoffe zu erhalten.

Omega-6-Fettsäuren

Omega-6-Fettsäuren sind ein relativ häufiger Bestandteil vieler Speisefette. Eine dieser Omega-6-Fettsäuren, die Linolsäure, ist unter anderem ein wichtiger Bestandteil der menschlichen Haut. Linolsäure ist entscheidend an der Regulierung des Wasserhaushalts der Hautzellen beteiligt, und aus diesem Grund wird Hanföl bei Hautschädigungen auch äußerlich angewendet. Einen besonders erwähnenswerten Linolsäureanteil unter den Speisefetten haben Hanf-, Sonnenblumen-, Distel- und Walnussöl.

AUFS RICHTIGE VERHÄLTNIS KOMMT ES AN!

Für eine gesunde Ernährung ist nicht nur ein hoher Anteil an ungesättigten Fettsäuren wichtig, sondern auch das Verhältnis von Omega-6- zu Omega-3-Fettsäuren.

Hanföl besitzt ein perfektes 3:1-Verhältnis von Omega-6- zu Omega-3-Fettsäuren.

Da unsere heutige Ernährung die Versorgung mit ausreichend ungesättigten Fettsäuren nicht sicherstellt, wird (leider) häufig auf Nahrungsergänzungsmittel zurückgegriffen. So sollen dem Körper essenzielle Nährstoffe in ausreichender Menge und einem günstigen Verhältnis zugeführt werden, um lebenswichtige Prozesse im Körper möglich zu machen. Besonders wichtig ist es übrigens für Frauen während Schwangerschaft und Stillzeit, viele der mehrfach ungesättigten Fettsäuren zu sich zu nehmen, denn auch der Fötus muss mit allen lebenswichtigen Stoffen versorgt werden, um das Zellwachstum zu gewährleisten. Am einfachsten und besten geschieht dies mit Hanföl in zertifizierter Bioqualität!

Neben Alpha-Linolensäure, einer Omega-3-Fettsäure, enthält das Hanföl Gamma-Linolensäure, eine sehr seltene Omega-6-Fettsäure. Sie kommt sonst nur in den Samen von Borretsch und Nachtkerzen vor, wirkt antioxidativ, regeneriert die Haut und reguliert den Hormonhaushalt, zum Beispiel bei prämenstruellem Syndrom, bei Störungen des Menstruationszyklus und während der Wechseljahre. Die Öle von Borretsch und Nachtkerzen sind als Speiseöle ungeeignet und werden deshalb vor allem in Kapselform angeboten, es gibt aber auch flüssige Öle zur Behandlung von Neurodermitis.

Gamma-Linolensäure ist bei Allergien und Neurodermitis besonders hilfreich. Zur Behandlung empfiehlt sich das Auftragen auf die Haut bei zusätzlicher innerlicher Einnahme. Bestens dafür geeignet ist Bio-Hanfsamenöl.

Sehr wertvoll ist Hanföl auch deshalb, weil in ihm alle acht essenziellen Aminosäuren enthalten sind. Diese Aminosäuren bilden die Grundbausteine aller Proteine. Im Gegensatz zu den Energieträgern Kohlenhydrate und Fette enthalten Aminosäuren Stickstoff und sind in der Lage,

Überlebenswichtige Inhaltsstoffe im Hanfsamen

Chlorophyll ist der Stoff, mit dem grüne Pflanzen Wasser und CO_2 mithilfe von Sonnenlicht in Stärke umwandeln. Chlorophyll verfügt über antivirale Eigenschaften und fördert die Neubildung von Blutzellen. Es findet sich vor allem in frischen Kräutern und Gemüsen und wirkt sich sehr positiv auf den menschlichen Stoffwechsel aus.

Chlorophyll enthält außerdem Antioxidantien, die wegen ihrer Wirkung als »Radikalfänger« eine große physiologische Bedeutung haben. Sie inaktivieren im Organismus reaktive Sauerstoffspezies, deren übermäßiges Vorkommen zu oxidativem Stress führt, der in Zusammenhang mit dem Altern und der Entstehung einer Reihe von Krankheiten wie beispielsweise koronaren Herzerkrankungen, Herzinfarkt, Schlaganfall, rheumatischen Erkrankungen und Erkrankungen des Nervensystems wie Parkinson, Alzheimer und anderen Demenzerkrankungen steht. Sogenannte freie Radikale entstehen unter anderem durch UV-Strahlung, Pestizide und Umweltgifte, Luftverschmutzung und Zigarettenrauch, aber sie entstehen auch als Nebenprodukt von Stoffwechselprozessen, die mithilfe von Sauerstoff ablaufen. Freie Radikale können zu Zellschädigungen und sogar zum Zelltod führen und tragen damit ursächlich zur Entstehung und Entwicklung von Krankheiten bei. Eine wichtige Rolle beim Zelltod können auch Immunreaktionen, Infektionen sowie Toxine spielen.

Carotinoide unterstützen die Funktion der Haut und wirken sich positiv auf die Zellerneuerung aus. Sie gehören zu den wirksamsten Radikalfängern, sie inaktivieren freie Radikale.

Vitamin B_1 (auch Thiamin) ist unentbehrlich für die Funktion des Nervensystems. Ein Mangel kann unter anderem zu Schlafstörungen, Herz-Kreislauf-Versagen sowie Muskelschwäche und -schmerzen führen. Es findet sich unter anderem in Vollkornprodukten.

Vitamin B_2 (auch Riboflavin) ist das Entgiftungsvitamin. Ein Mangel kann zu entzündlichen Hautveränderungen führen, zu Schleimhautentzündung (vorwiegend im Mund) und auch zu Rissen in den Mundwinkeln. Es findet sich unter anderem in Vollkornprodukten und Käse.

Vitamin E verfügt über ein hohes antioxidatives Potenzial. Es macht zellschädigende, freie Radikale unschädlich, hemmt entzündliche Prozesse, stärkt das Immunsystem und verzögert die Hautalterung.

Kalium ist ein lebenswichtiger Mineralstoff. Er ist unter anderem verantwortlich für den Säure-Basen-Haushalt, die Weiterleitung von Nervenimpulsen, die Regulation des Blutdrucks, die Herzfunktion sowie die Muskelkontraktionen. Es kommt unter anderem in Bananen, Aprikosen, Nüssen, Dinkel- und Roggenmehl vor.

Magnesium ist notwendig für die Kommunikation zwischen Nervenzellen und Muskelzellen und ist am Energiestoffwechsel des Körpers beteiligt. Außerdem bindet es sich an das Calcium und Phosphat in unseren Knochen und ist für deren Stabilität von Bedeutung. Es findet sich unter anderem in Bananen, Brokkoli, Nüssen und Vollkornbrot.

Calcium ist von besonderer Bedeutung für die Festigkeit von Zähnen und Knochen, es ist verantwortlich für die Knochendichte. Außerdem spielt es eine wesentliche Rolle bei der Reizübertragung in Muskeln und Nerven, bei der intrazellulären Signalübermittlung sowie der Stabilisierung der Zellmembranen. Calcium ist außerdem am Prozess der Blutgerinnung beteiligt. Sogenannte Calciumräuber sind Phosphat, Kochsalz und Oxalsäure (Rhabarber), sie hemmen die Aufnahme von Calcium in die Knochen. Calciumquellen in der Nahrung sind unter anderem Vollkornbrot, Joghurt und Käse.

Eisen gehört zu den wichtigen Spurenelementen, denn es ist für die Zellbildung, vor allem aber für die »Zellatmung« notwendig. Denn der Sauerstoff, den wir über die Lunge aufnehmen, wird mithilfe des Eisens an den roten Blutfarbstoff Hämoglobin gebunden, über das Blut im ganzen Körper verteilt und in den Zellen für die Energiegewinnung genutzt. Gute pflanzliche Eisenquellen sind Rote Bete, Haferflocken und Nüsse. Um die Aufnahme von Eisen aus der Nahrung zu gewährleisten, ist die Aufnahme von Vitamin C wichtig, vor allem enthalten in Orangen, Zitronen und Äpfeln.

Zink ist als Spurenelement wichtig für gesunde Haut, Haare und Nägel, für das Immunsystem, die Wundheilung und zur Regulation des Blutzuckers. Ein Mangel kann zu Infektanfälligkeit, zu schlecht heilenden Wunden, Ekzemen, Akne und Hautunreinheiten führen, zu brüchigen Haaren und Nägeln. Pflanzliche Zinkquellen sind unter anderem Vollkorngetreide, Linsen und Nüsse. Allerdings kann durch die in Tee und Kaffee enthaltenen Gerbstoffe die Zinkaufnahme gehemmt werden.

Gewebe wie Organe, Muskeln, Haut und Haare zu bilden. Neben Hanföl enthalten auch andere proteinreiche Lebensmittel wie Nüsse, Samen, Eier, Fisch, Hülsenfrüchte oder grüne Blattgemüse essenzielle Aminosäuren.
Außerdem enthält Hanföl wichtige Pflanzenstoffe wie Chlorophyll, Carotinoide und die Vitamine B_1, B_2 und Vitamin E, dazu kommen noch wertvolle Mineralstoffe wie Kalium, Magnesium und Calcium sowie Spurenelemente wie Eisen oder Zink. Hier zeigt sich, mit welch einer genialen und einzigartigen Pflanze wir es beim Hanf zu tun haben!

Hanfsamen und Hanfsamenöl enthalten alle für Hirnfunktion und Reizübertragung wichtigen Fettsäuren, Mineralstoffe und Vitamine. Regelmäßiger Verzehr unterstützt die Hirnaktivität, verbessert Konzentration und Gedächtnis und steigert die Vitalität.
Mithilfe dieser Beschreibung der wichtigsten Inhaltsstoffe von Hanfsamen und ihrer Wirkung im menschlichen Organismus, sollte uns bewusst werden, mit welch einer genialen und einzigartigen Pflanze wir es hier zu tun haben!

Hanfsamen und Hanfsamenöl enthalten alle für Hirnfunktion und Reizübertragung wichtigen Fettsäuren, Mineralstoffe und Vitamine. Regelmäßiger Verzehr unterstützt die Hirnaktivität, verbessert Konzentration und Gedächtnis und steigert die Vitalität!

HANF IN DER HAUTPFLEGE

Unsere Haut ist unsere Verbindung, aber auch unsere Abgrenzung zur Außenwelt. An ihr lässt sich vieles ablesen: ob wir uns gesund ernähren, ob wir gestresst sind, schlecht geschlafen haben oder auf Umweltgifte reagieren – oder ob wir entspannt sind, unsere Haut pflegen und sie dabei unterstützen, Giftstoffe auszuscheiden.

Im Gesicht fällt es natürlich besonders auf, wenn unsere Haut blass oder unrein wirkt, vielleicht große Poren bildet oder trocken und faltig erscheint.

DIE HAUT UNTERSTÜTZEN MIT HANF

Wie ja bereits aus obigen Ausführungen hervorgeht, sind in den Hanfsamen einige sehr wertvolle Öle und Mineralstoffe enthalten, die uns von innen heraus zu einer gesunden Haut und Ausstrahlung verhelfen, wenn wir Hanfsamen beziehungsweise Hanföl regelmäßig zu uns nehmen. Da sie den natürlichen Stoffwechsel fördern, wird der Körper über Leber und Galle entgiftet, und bei einer geregelten Verdauung tut der Darm dann sein Übriges dazu. Aber auch über die Haut reinigt und entgiftet sich unser Körper, und so kann es hin und wieder zu unreiner Haut kommen, unter anderem auch während hormonbedingter Schwankungen oder wenn unser Körper empfindlich auf ein bestimmtes Lebensmittel reagiert.

SCHNELLE HILFE FÜR DIE HAUT DURCH HANFÖL

- Manchmal reicht es schon, nach der Hautreinigung etwas **Bio-Hanfsamenöl sanft in die Haut einzumassieren.** Sie benötigen dann keine weitere Pflegecreme, lassen das Öl einfach nur in die Haut einziehen.
- Das hochwertige Hanfsamenöl können Sie sich auch zunutze machen, indem Sie einem **warmen Bad einen Esslöffel Bio-Hanfsamenöl hinzufügen.** Weichen Sie sich gemütlich darin ein und steigen Sie am Ende mit einer babyweichen Haut aus der Wanne.
- Probieren Sie auch aus, ein paar Tropfen **Bio-Hanfsamenöl Ihrer Flüssigseife oder Ihrem Shampoo hinzuzufügen,** Haut und Haare werden dadurch weniger ausgetrocknet, fühlen sich glatter und weicher an.

GESICHTSMASKEN

Eine weitere, wunderbare Möglichkeit, die natürliche Balance Ihrer Haut zu stärken, sind Gesichtsmasken. Dafür möchte ich Ihnen vier Rezepte an die Hand geben, die jeweils auf Ihre speziellen Bedürfnisse abgestimmt sind. Die erste Maske wirkt nährend und schützend auf die Hautfunktionen. Die zweite pflegt gereizte, eher trockene Haut. Die dritte Maske ist dafür gedacht, die Haut zu nähren und Faltenbildung vorzubeugen, und die vierte hilft bei eher fettiger, zu Unreinheiten neigender Haut.

Entzündungshemmer Quark

Quark ist ein altbekanntes Hausmittel gegen Entzündungen, bewährt sind vor allem Quarkwickel und Quarkumschläge. Denn Quark hat die Eigenschaft, entzündungshemmend und abschwellend, kühlend und sanft reinigend zu wirken und kann selbst bei Akne und Neurodermitis angewendet werden. Er sorgt dafür, dass dem Gewebe entzündliche Stoffe entzogen und diese gebunden und aus dem Körper abtransportiert werden. Er versorgt die Haut mit Feuchtigkeit, beruhigt und glättet sie. Die enthaltene Milchsäure öffnet die Poren der Haut und verursacht eine leichte Reizung, welche die Durchblutung anregt und wie eine Verjüngungskur für die Haut wirkt. Durch diese Reizung kann es zu einer kurzfristigen Rötung der Haut kommen, die sich aber in der Regel schnell wieder beruhigt.

Antibakterieller Honig

Die wichtigsten Eigenschaften des Honigs bei Anwendung au[illegible] der Haut sind seine glättenden und antibakteriellen Wirkunge[illegible] Er bekämpft Pickel, Unreinheiten und leichte Entzündungen un[illegible] verhilft bei regelmäßiger Anwendung zu einem ebenmäßigere[illegible] reinen Hautbild.

Quark-Hanföl-Maske –
nährend und schützend bei normaler oder Mischhaut

1. Vermischen Sie 1 gehäuften EL Bio-Magerquark mit 1 EL Bio-Hanfsamenöl zu einer homogenen Masse und tragen Sie diese ölige Creme auf Ihre Gesichtshaut auf, lassen aber die Partie um die Augen und Lippen herum aus.
2. Die Einwirkzeit beträgt etwa 10 bis 20 Minuten.
3. Nehmen Sie die Maske vorsichtig ab, sobald der Quark zu trocknen anfängt. Benutzen Sie dafür einen Waschlappen und lauwarmes Wasser.
4. Falls die Haut leicht gerötet ist, können Sie zum Abschluss noch ein bisschen Bio-Hanfsamenöl vorsichtig in die Haut einmassieren.

Quark-Hanföl-Honig-Maske –
beruhigend bei trockener, gereizter Haut

1. 3 EL Bio-Magerquark werden mit 1 EL Bio-Honig und 1 EL Bio-Hanfsamenöl zu einer cremigen Konsistenz vermischt und auf die Gesichtshaut aufgetragen. Sparen Sie aber die Partie um die Augen und Lippen herum aus.
2. Die Einwirkzeit beträgt mindestens 10, maximal 20 Minuten und sollte individuell, je nach Hautgefühl, abgeschätzt werden.
3. Nehmen Sie die Maske am Ende mit einem Waschlappen und lauwarmem Wasser vorsichtig ab.
4. Wenn Sie möchten, können Sie am Ende noch etwas Bio-Hanfsamenöl vorsichtig in die Haut einmassieren.

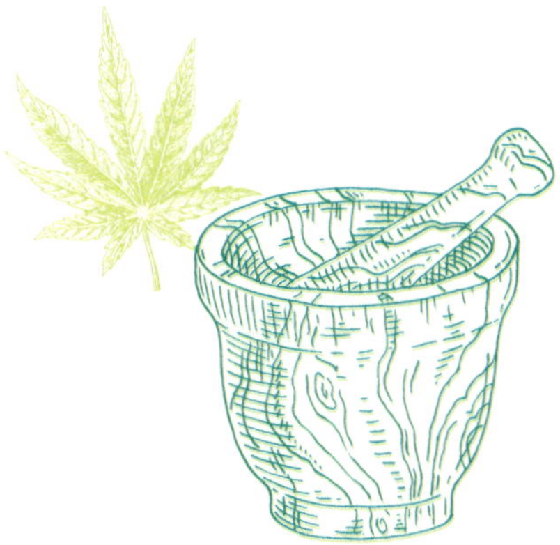

Hanföl-Honig-Maske – nährend und glättend bei Neigung zur Fältchenbildung

1. 1 EL Bio-Hanfsamenöl mit einem ½ EL Bio-Honig zu einer cremigen Konsistenz vermischen und auf die gereinigte Gesichtshaut auftragen, die Partie um die Augen und Lippen herum wird dabei ausgespart.
2. Die Einwirkzeit beträgt etwa 10 bis 20 Minuten und sollte individuell, je nach Hautgefühl, abgeschätzt werden.
3. Waschen Sie die Maske mit einem Waschlappen und lauwarmem Wasser vorsichtig ab. Falls Sie es wünschen, können Sie anschließend noch etwas Bio-Hanfsamenöl vorsichtig in die Gesichtshaut einmassieren.

Tonerde-Hanföl-Maske – reinigend und klärend bei Neigung zu unreiner Haut

1. Vermischen Sie 3 TL Heilerde, 3 TL lauwarmes Wasser und 1 TL Bio-Hanfsamenöl und tragen Sie diese cremige Paste auf das Gesicht auf, wobei Sie Augen und Lippen aussparen.
   Falls speziell der Stirn-, Nasen- und Kinnbereich von Unreinheiten betroffen ist, bereiten Sie einfach eine kleinere Menge der Paste zu und tragen sie nur in diesem Bereich auf.
2. Während der Trocknung der Maske entsteht eine Saugwirkung, der Abtransport von Stoffwechselschlacken wird angeregt, und Fett, Talg, Wundsekrete und Bakterien werden aufgenommen und gebunden.
   Das Hanfsamenöl in der Maske hat eine rückfettende Aufgabe, damit die Haut nicht allzu sehr austrocknet.

Heilerde-Pulver zur äußerlichen Anwendung (z. B. von Luvos)

Heilerde, erhältlich in Reformhäusern und Apotheken, ist ein altbewährtes Mittel bei Problemhaut und wird speziell empfohlen bei Akne, fettiger, unreiner und entzündlicher Haut, bei Ekzemen, Ausschlägen und Allergien.

3. Bei empfindlicher Haut können Sie die Maske bereits vorsichtig mit lauwarmem Wasser abnehmen, bevor sie vollkommen getrocknet ist. Bei eher robuster Haut können Sie die Maske trocknen lassen und dann durch leichtes Rubbeln während der Abnahme gleichzeitig noch ein Peeling durchführen.
4. Zur abschließenden Hautpflege massieren Sie am Ende noch etwas Bio-Hanfsamenöl vorsichtig in die Gesichtshaut ein.

TIPP: Wenden Sie Gesichtsmasken am besten abends nach der Hautreinigung an. Die Häufigkeit der Anwendung liegt dabei ganz in Ihrem eigenen Ermessen.

HANF IN DER ERNÄHRUNG

HANFPRODUKTE – HERGESTELLT AUS DEN SAMEN VON CANNABIS SATIVA

Hanfmehl

Hanfmehl ist nussig im Geschmack, glutenfrei und kann zum Backen und Kochen sowie für Smoothies und Shakes verwendet werden. Es eignet sich zum Backen von Brot, Kuchen und Keksen, auch zum Binden von Saucen und kann auf Wunsch auch gut mit anderen Mehlsorten gemischt werden. Besonders Veganer und Vegetarier schätzen das Hanfmehl, da sein hoher Gehalt an pflanzlichem Eiweiß ein vollwertiger Ersatz für tierisches Eiweiß ist. Außerdem ist Hanfmehl ideal für Menschen, die an Glutenunverträglichkeit, an Zöliakie, leiden, da es kein Gluten enthält.

Hanfprotein

Hanfprotein enthält alle acht lebenswichtigen essenziellen Aminosäuren. Neben Ballast- und Mineralstoffen enthält es Vitamine und ungesättigte Fettsäuren. Es kommt in den Hanfsamen als natürlicher Bestandteil im pflanzlichen Eiweiß vor. Angeboten wird es als fein vermahlenes Pulver, meist mit 50 Prozent Proteingehalt. Vor allem Vegetariern und Veganern bietet es sich als vollwertiger Ersatz für tierisches Eiweiß an. Hanfprotein ist nussig im Geschmack und kann, vermischt mit Hanfmehl und anderen Mehlsorten, zum Backen und Kochen sowie zum Binden und Würzen von Suppen und Saucen verwendet werden. Im Fitnessbereich wird es gerne für sogenannte Proteinshakes eingesetzt, da es sich unterstützend auf den Muskelaufbau auswirkt.

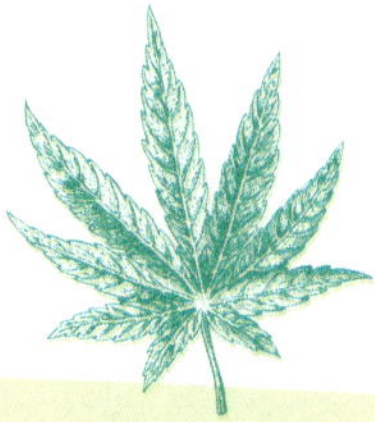

Fakten zu Hanfmehl und -protein

Hanfmehl und Hanfprotein werden nach der Hanfölpressung aus den sogenannten Presskuchen hergestellt, die bei diesem Vorgang anfallen. Durch die Weiterverarbeitung der entölten und anschließend vermahlenen und gesiebten Reste des Hanfsamens entstehen Hanfmehl und Hanfprotein. Gute Endprodukte haben Rohkostqualität, wenn es sich um eine Kaltpressung mit maximal 40 Grad Celsius gehandelt hat.

Im Gegensatz zu Protein-Isolaten, die meist aus Molke oder Kasein hergestellt werden, sind Hanfproteine rein pflanzlicher Herkunft.

Eine tägliche Einnahmemenge von etwa 20 Gramm ist normalerweise ausreichend, um einen eventuell zusätzlichen Proteinbedarf des Körpers zu decken, da auch aus der Nahrung Proteine aufgenommen werden.

Geschälte Hanfsamen

Geschälte Hanfsamen enthalten sämtliche bereits erwähnten Inhaltsstoffe, haben ein nussiges Aroma, schmecken im Müsli oder Porridge, sind frei von Histaminen und daher auch für Nussallergiker verträglich. Sie sind als Backzutat für Brot, Kuchen und Gebäck geeignet, sie schmecken in Smoothies oder als kleiner Snack zwischendurch. Ganz kurz in der Pfanne angeröstet, eignen sie sich zum Bestreuen von Salaten, Aufstrichen, Süßspeisen und vielem mehr.

GESUNDHEIT IST KEINE GLÜCKSACHE

Natürlich schätzen wir uns glücklich, wenn wir gesund sind. Aber um dauerhaft gesund zu bleiben, sollten wir uns immer wieder bewusst machen, was unser Körper braucht, damit er all seine Aufgaben optimal erfüllen kann – so, dass wir uns in ihm wohlfühlen. Ernährungsbedingte Mangelzustände führen früher oder später zu Abgeschlagenheit, fehlender Motivation und Lebenskraft, auch zu psychischer Instabilität sowie Anfälligkeit für verschiedenste Krankheiten.

Aber wenn wir uns bewusst gesund ernähren, steigern wir unsere Vitalität und Ausdauer, unsere Konzentrations- und Leistungsfähigkeit und empfinden mehr Lebensfreude. Außerdem sorgt gesunde Ernährung für natürliche Schönheit und Ausstrahlung von innen heraus!

Sogenannte Nahrungsergänzungsmittel gehören inzwischen zum Alltag vieler Menschen. Dabei sollten sie wirklich nur als Notlösung gesehen werden, denn wenn es sich um sogenannte Isolate handelt, um im Labor isolierte Stoffe, können sie niemals die gleiche Komplexität und Wirkung haben wie natürliche pflanzliche Lebensmittel, die ihren Namen auch wirklich verdienen, weil sie ein »Mittel für das Leben« sind. Das setzt voraus, dass sie biologisch angebaut wurden: ddass die Samen weder chemisch behandelt noch genetisch verändert wurden und dass sie auf natürlichen Böden ohne chemische Spritzmittel gewachsen sind. Wer sich gesundheitsbewusst ernähren möchte, sollte deshalb immer auf zertifizierte Bioqualität achten.

Im Internet wird beispielsweise von mehreren Herstellern das Eiweiß-

Hanfzutaten, die Sie im Haus haben sollten

Hanfsamen werden in Bioläden und Reformhäusern angeboten, ungeschält oder auch geschält. Sie enthalten so gut wie kein THC, deshalb können selbst beim Verzehr größerer Mengen keinerlei psychoaktive Wirkungen entstehen. Hanfsamen können roh oder leicht angeröstet ins Müsli gegeben oder geknabbert werden, auch eignen sie sich gut als Beigabe im Brot- oder Kuchenteig. Als Sprossen passen sie wunderbar zu Salaten oder Rohkostgerichten.

Hanfsamenmehl eignet sich sehr gut zum Backen und kann auch mit anderen Mehlsorten gemischt werden. Es verleiht Brot und Kuchen einen leicht nussigen Geschmack.

Hanfprotein kann in kleinen Mengen beim Kochen und Backen ins Mehl gemischt werden, um die Versorgung mit pflanzlichem Eiweiß sicherzustellen. Es ist auch zum Binden und Würzen von Saucen geeignet.

Hanfsamenöl sollte nicht erhitzt werden, damit alle wertvollen Inhaltsstoffe erhalten bleiben. Deshalb sollte es am besten nur für Salate und kalte Speisen genutzt werden.

Je nach Hanfsorte ist der Geschmack leicht grasig bis nussig.

Tipp: Falls es in Ihrer Umgebung keinen Laden gibt, der Hanfprodukte anbietet, können Sie natürlich auch im Internet bestellen oder einen der Produzenten persönlich aufsuchen. Adressen finden Sie am Ende dieses Buches.

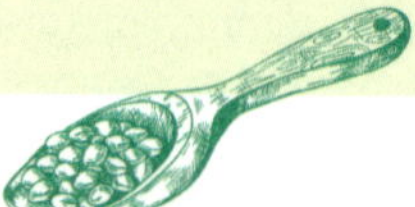

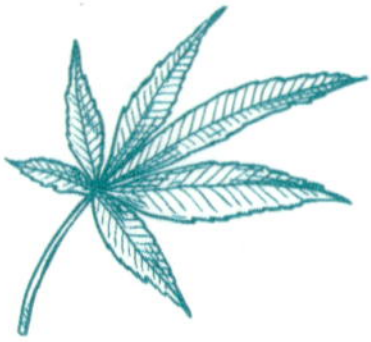

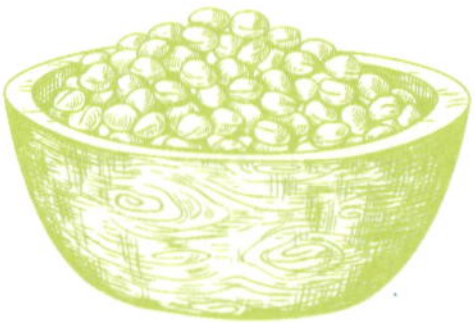

pulver *Whey Isolat* angeboten. *Whey* ist das englische Wort für Molke, ist also ursprünglich ein Milchprodukt. Dieses *Whey Isolat* gibt es in Bioqualität, aber auch konventionell. Letzteres bedeutet, dass anzunehmen ist, dass die Milch aus Massentierhaltung stammt. Hier besteht die Fütterung aus Silage (vergorenem Gras), und um die Milchleistung zu steigern, wird häufig Kraftfutter (Soja) zugefüttert, das aus Südamerika importiert wird, weil es dort billiger ist. Das Problem ist, dass dreiviertel der dort angebauten Sojapflanzen Gensoja des Agrarkonzerns Monsanto ist und mit dem Spritzmittel Glyphosat behandelt wird. Das Gift steht im Verdacht, beim Menschen zu Tumoren und Erbgutschäden zu führen. Für die Umwelt ist Glyphosat in jedem Fall hochgiftig. Die Sprüheinsätze vernichten die Artenvielfalt, vergiften die Böden, die Gewässer (einschließlich Trinkwasser) und die Luft.

Alles, was die Kuh frisst, zeigt sich anschließend in der Milch, das ist längst bekannt, doch wen kümmert es wirklich?
Fangen Sie also unbedingt an, Dinge zu hinterfragen, Zusammenhänge zu erforschen, und glauben Sie nicht alles, was die Werbung Ihnen weismachen will. Es ist im Interesse Ihrer Gesundheit, und die sollte Ihnen heilig sein.
Natürlich geht es nicht darum, verbissen zu sein. Wenn es im eigenen Ermessen ist, kann man natürlich auch mal Ausnahmen machen. Solange man sich bewusst dafür entscheidet, ist es überhaupt kein Problem. Dann braucht man auch kein schlechtes Gewissen zu haben. Aber wenn man hinsichtlich der Ernährung mal etwas vom Weg abkommt, sollte das nicht aus Unwissenheit oder Gleichgültigkeit geschehen, sondern weil man es sich erlaubt hat.
Schauen Sie, wenn es um Ihre Ernährung geht, nicht als Erstes auf den Preis, sondern auf die Qualität. Am besten gewöhnen Sie sich an, den Menschen, die biologisch anbauen, sorgfältig weiterverarbeiten und auf heimische Kreislaufwirtschaft achten, genügend Wertschätzung entgegenzubringen. Das kann sich auch darin zeigen, dass Sie bereit sind, für so ein Produkt auch mal ein paar Cent mehr auszugeben als für industriell produzierte Ware. Landwirten, die biologisch anbauen und wirtschaften, gebührt viel Achtung und Anerkennung. Auch all denen, die

an sorgfältiger Weiterverarbeitung beteiligt sind, wie beispielsweise die Betreiber von Ölmühlen, und allen, die sich darum bemühen, die vielfältigen Möglichkeiten, Nutzhanf einzusetzen, wieder publik zu machen.

LAGERN VON CANNABIS-PRODUKTEN

Cannabis-Produkte sollten immer möglichst kühl und dunkel gelagert werden, da bei Lagerung über Raumtemperatur oder starker Lichteinstrahlung wichtige Inhaltsstoffe zu unwirksamen Verbindungen abgebaut werden. Deshalb wird empfohlen, Cannabis-Produkte in dicht verschlossenen Gefäßen im Keller, Kühlschrank oder Gefrierfach aufzubewahren.

Teil 4

Gesunde Gaumenfreuden – Anleitungen und Rezepte

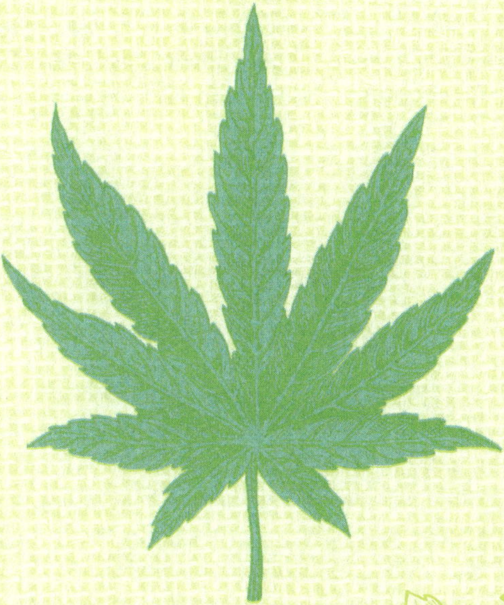

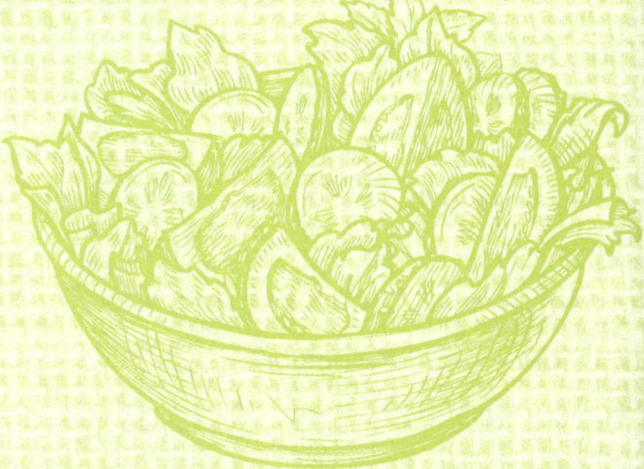

Eure Nahrungsmittel sollen eure Heilmittel –
und eure Heilmittel eure Nahrungsmittel sein.

HIPPOKRATES

REZEPTE, DIE SPASS MACHEN!

Die Zubereitung gesunder Mahlzeiten kann viel Freude bereiten und braucht gar nicht immer so viel Zeit, wie Kochmuffel vielleicht befürchten. Damit das auch glaubhaft und direkt erfahrbar ist, habe ich einige spannende Rezepte gesammelt, die wenig Aufwand erfordern und ganz einfach nachzumachen sind. Und sobald Sie mit den Zutaten vertraut sind und ein bisschen Erfahrung gesammelt haben, steht Ihrer Experimentierfreude für eigene Kreationen natürlich nichts mehr im Weg!

Sprossen ziehen

Das Ziehen von Sprossen aus Bio-Hanfsamen gelingt am besten mit einem Keimglas, erhältlich in Bioläden und Reformhäusern.
Im Fall, dass Sie gerne mehrere verschiedene Sprossen gleichzeitig ziehen möchten, empfiehlt sich ein sogenannter Sprossenturm mit mehreren Keimschalen. Die meist zwei oder drei stapelbaren Schalen haben kleine Löcher, durch die überschüssiges Wasser abtropfen kann, das in der untersten Schale aufgefangen wird.
Wenn Sie noch kein Keimglas besitzen oder das Sprossenziehen erst einmal ausprobieren möchten, bevor Sie sich ein Keimgerät anschaffen, nehmen Sie ein sauberes Marmeladenglas und stechen viele kleine Löcher in den Deckel.

Und so können Sie vorgehen:

1. Sie benötigen Samenkörner der Sorte Cannabis sativa, füllen 1 bis 2 Esslöffel in das Keimglas und bedecken sie mit Wasser.
2. Zum Einweichen der Samen lassen Sie das verschlossene Glas für etwa 6 bis 8 Stunden stehen und gießen das Wasser anschließend ab.
3. Stellen Sie das Keimglas an einen hellen Ort ohne direkte Sonneneinstrahlung und achten Sie darauf, dass das überschüssige Wasser abtropfen kann. Dazu stellen Sie das Glas schräg in einen Teller mit hohem Rand.
4. An den folgenden Tagen spülen Sie die Samen zweimal täglich mit kaltem Wasser, bewegen das Saatgut, um es aufzulockern, und stellen das Glas jeweils mit dem Siebeinsatz oder durchlöchertem Deckel schräg nach unten auf einen Teller, um sicherzustellen, dass das Restwasser immer gut ablaufen kann.
5. Nach etwa 5 bis 6 Tagen sind die Keimlinge erntereif, sie haben dann etwa die zwei- bis dreifache Größe des Samens erreicht.
6. Jetzt können Sie die Sprossen inklusive ihrer knackigen Samenhüllen genießen. Sie schmecken hervorragend im Salat und eignen sich als sehr gesundes, dekoratives Topping auf vielen Gerichten.

TIPP: Ziehen Sie sich regelmäßig frische Hanfsprossen, denn so können Sie auf einfache Weise das ganze Jahr über hervorragend für Ihre Gesundheit sorgen!

Falls Sie keine Kuhmilchprodukte vertragen oder Veganer sind, greifen Sie bei allen Rezepten gern auf pflanzliche Alternativen zurück.

Hanf-Kräuter-Brot

Zutaten für den Teig:
500 g Weizenmehl, fein
50 g Bio-Hanfmehl
1 Würfel frische Hefe (42 g)
1 TL Zucker
300 ml Wasser, lauwarm
1 TL Salz
30 ml Raps- oder Olivenöl

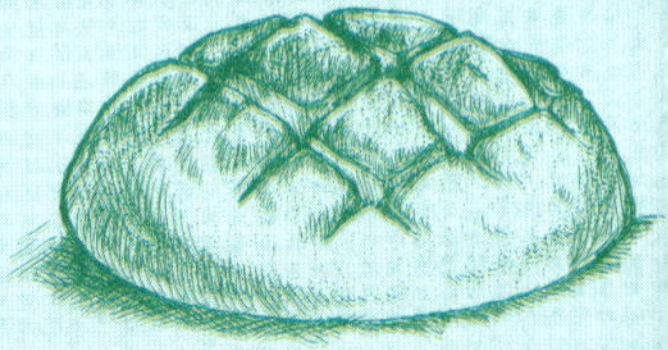

Zutaten für die Füllung:
50 g Petersilie oder andere frische Kräuter
4 EL Bio-Hanfsamen, geschält
40 ml Raps- oder Olivenöl
2 TL Salz

Zubereitung:

1. Für das Hanf-Kräuter-Brot geben Sie das Mehl in eine Schüssel und machen in der Mitte eine Grube. Sie bröseln die Hefe hinein, geben den Zucker dazu und gießen das lauwarme Wasser über die Hefe-Grube. Sie bedecken alles leicht mit Mehl, und sobald die Hefe Blasen wirft (nach ca. 20 Minuten), verkneten Sie alles zu einem glatten Teig und lassen ihn zugedeckt an einem warmen Ort für etwa eine Stunde ruhen.
2. In der Zwischenzeit bereiten Sie die Füllung vor und mischen und zerkleinern alle Zutaten mit dem Stabmixer.
3. Heizen Sie den Backofen auf 200 °C Ober- und Unterhitze vor.
4. Nach dem Ruhen kneten Sie den Hefeteig noch einmal durch, zupfen nacheinander zwölf Portionen ab, die Sie leicht flach drücken und in die Mitte jeweils einen halben Teelöffel der Kräutermischung geben. Dann verschließen Sie den Teig und setzen die geformten Kugeln in eine runde, gefettete, feuerfeste Form.
5. Am Ende pinseln Sie das Ganze noch mit etwas Raps- oder Olivenöl ein.
6. Die Backzeit beträgt ca. 30 Minuten.
7. Anschließend lassen sich diese Kräuterbrotkugeln gut mit den Fingern auseinanderzupfen und mit beliebigen Dips genießen.

TIPP: Zusammen mit einem Rohkostsalat und Dip wird das Hanf-Kräuter-Brot zu einer leichten Mahlzeit oder zum Snack zwischendurch.

Hanfbrot, klein & schnell

Zutaten:

300 g Bio-Vollkorn-Dinkelmehl
50 g Bio-Hanfprotein
½ Würfel frische Hefe oder ½ Päckchen Trockenhefe
3 EL Bio-Hanfsamen, geschält
1 gestrichener TL Salz
ca. 220 ml Wasser, lauwarm

Zubereitung:

1. Alle Zutaten zu einem glatten Teig verkneten und für etwa eine Stunde zugedeckt an einem warmen Ort gehen lassen. Danach mit bemehlten Händen einen kleinen Brotlaib formen und auf einem Backblech nochmals 20 bis 30 Minuten gehen lassen.
2. Im vorgeheizten Backrohr für wenige Minuten auf 240 °C Ober- und Unterhitze backen, dann auf 180 °C zurückschalten und in ca. 30 Minuten fertig backen.

TIPP: Dieses Brotrezept eignet sich wunderbar, wenn Sie nicht gerne viel Zeit in der Küche verbringen und trotzdem nicht auf ein gesundes, wertvolles Brot verzichten möchten.
Die hier verwendeten Mengenangaben ergeben einen kleinen Brotlaib, bei Bedarf können Sie die Angaben natürlich auch verdoppeln.

Hanf-Dinkel-Brot

Zutaten:

350 g Bio-Dinkelmehl
50 g Bio-Hanfmehl
40 g Bio-Leinsamen
20 g Bio-Hanfsamen, geschält
60 g Hirse
1 Päckchen Trockenhefe
3 TL Salz
1 EL Zucker
1 EL Essig
350 ml Wasser, lauwarm

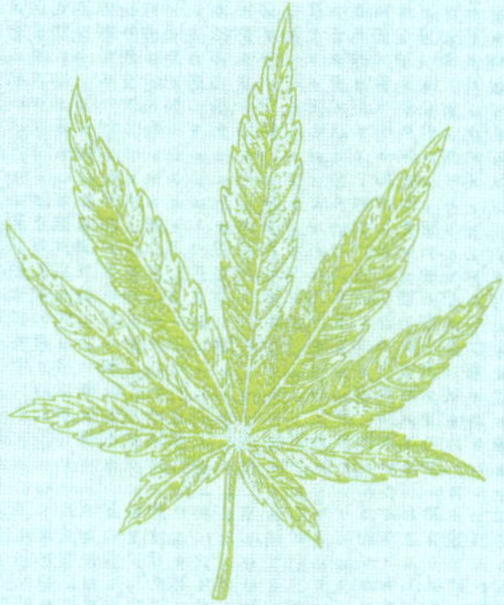

Zubereitung:

1. Verarbeiten Sie alle Zutaten mit dem Knethaken zu einem gleichmäßigen Teig. Füllen Sie ihn in eine Kastenform, lassen Sie ihn etwas gehen und stellen ihn anschließend in den kalten Backofen.
2. Backen Sie das Brot für ca. 60 Minuten bei 200 °C Ober- und Unterhitze.
3. Wenn Sie das Brot kurz vor Ende des Backvorgangs mit kaltem Wasser einpinseln, wird es besonders knusprig.

TIPP: Hanfbrote passen zu allen würzigen, aber sehr gut auch zu süßen Aufstrichen wie Marmeladen oder Fruchtgelees.
Als schnelle Mahlzeit können Sie zwei Brotscheiben in einer Pfanne mit etwas Kokosöl anrösten, mit Tomatenscheiben belegen und mit geriebenem Parmesan überbacken.

Hanfbrot mit Sauerteig

Zutaten für den Sauerteig:
35 g Bio-Roggensauerteig
180 g Bio-Roggenmehl
180 ml Wasser

Weitere Zutaten:
170 ml Wasser, lauwarm
350 g Bio-Weizenmehl oder -Dinkelmehl
2 TL Brotgewürz, gemahlen
2 TL Salz
30 g Bio-Hanfsamen, geschält

Zubereitung:

1. Verrühren Sie die Zutaten für den Sauerteig gut miteinander und decken Sie die Schüssel mit einem Geschirrtuch ab. Lassen Sie den Sauerteig am besten über Nacht (10 bis 12 Stunden) aufgehen.
2. Fügen Sie Wasser, Mehl, Brotgewürz, Salz und die Hanfsamen zum Sauerteig dazu und kneten alles gut durch, bis der Teig glatt ist.
3. Den fertigen Teig decken Sie mit einem Geschirrtuch ab und lassen ihn bei Zimmertemperatur etwa 2 Stunden aufgehen.
4. Kneten Sie ihn nochmals durch und formen Sie dann einen Laib, den Sie auf ein Backblech oder in eine Brotbackform geben. Nach einer weiteren Gehzeit von 1,5 bis 2 Stunden bestreichen Sie den Brotlaib mit Wasser.
5. Die anschließende Backzeit bei 200 bis 220 °C Umluft beträgt ca. 40 bis 50 Minuten.

TIPP: Da dieses Rezept etwas zeitaufwendiger ist, empfiehlt es sich, den Sauerteig schon am Vorabend anzusetzen oder am Morgen, bevor Sie zur Arbeit gehen.

Fladenbrot mit Hanfprotein

Zutaten für den Teig:
450 g feines Bio-Dinkelmehl oder -Weizenmehl
50 g Hanfprotein
1 Päckchen Trockenhefe
250 ml Wasser, lauwarm
2 EL Olivenöl
1 TL Honig
1 TL Salz

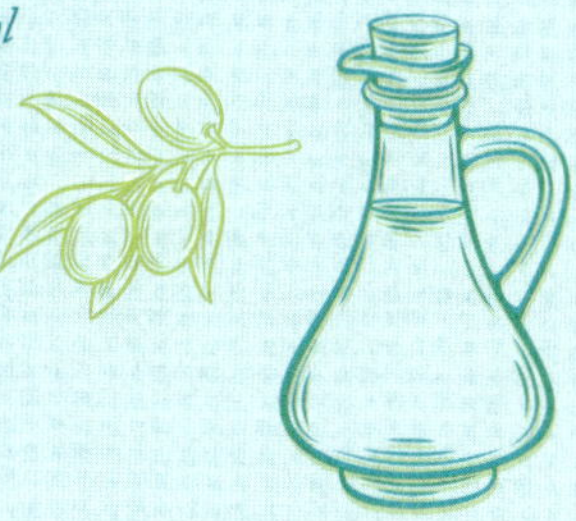

Zutaten für den Belag:
4 EL Olivenöl
1 EL Sesamkörner oder gerösteter Sesam mit Meersalz (Reformhaus)
2 Knoblauchzehen, in hauchdünne Scheiben geschnitten
einige zerstoßene Rosmarinnadeln

Frische Kräuter nach Jahreszeit

Je nach Jahreszeit verwenden Sie frische Kräuter wie beispielsweise junge Gierschblätter, Knoblauchsrauke oder Kresse, Schnittlauch, Petersilie, Thymian, Basilikum, Dost oder Majoran. Gierschblättchen, Knoblauchsrauke oder Kresse lassen sich bereits im Frühling in freier Natur ernten, aber falls Sie sich mit der Bestimmung nicht sicher fühlen oder in der Stadt leben, können Sie sich natürlich auch ein paar Kräutertöpfe aus einer Biogärtnerei besorgen. Auf der Fensterbank geben sie eine hübsche Deko ab, die Sie meist während mehrerer Wochen immer wieder beernten können.

Einladend fürs Auge, schmackhaft und zusätzlich anregend für den Stoffwechsel sind verschiedenste essbare Blüten, beispielsweise von Gänseblümchen, Schnittlauch, Bärlauch, Borretsch oder von der Kapuzinerkresse.

Zubereitung:

1. Mischen Sie das Mehl mit Hanfprotein und Trockenhefe, geben Wasser, Honig und Salz dazu, verrühren alles, geben am Ende noch das Olivenöl dazu und verarbeiten das Ganze zu einem glatten Teig.
2. Lassen Sie den abgedeckten Teig an einem warmen Ort für ca. 30 Minuten gehen.
3. Anschließend rollen Sie den Teig auf einer bemehlten Arbeitsfläche etwa 3 Millimeter dick aus und schneiden ihn in zehn Streifen.
4. Die Teigstreifen legen Sie auf einem Backblech aus (auf Backpapier oder einer Silikonmatte), bestreichen sie mit Olivenöl, belegen sie mit den fein geschnittenen Knoblauchblättchen, bestreuen sie mit Sesam und Rosmarin und etwas Salz nach Geschmack.
5. Diese Fladenbrote backen Sie für ca. 20 Minuten im vorgeheizten Backofen bei 220 °C Ober- und Unterhitze, bis sie leicht gebräunt sind.

TIPP: Das Fladenbrot schmeckt frisch aus dem Ofen am besten! Es ist ein idealer Snack für zwischendurch, mit Salat eine leichte Zwischenmahlzeit oder mit selbst gemachten Aufstrichen eine appetitanregende Vorspeise.

Hanfaufstrich mit Quark und frischen Kräutern

Zutaten:

250 g Magerquark
150 g Frischkäse
50 g Fetakäse
100 g Bio-Hanfsamen, geschält
3–4 EL Bio-Hanföl, kalt gepresst
1 rote Zwiebel, fein gehackt
Pfeffer
Salz

Zubereitung:

1. Die Kräuter waschen, trocken tupfen, fein schneiden oder hacken und alle Zutaten mit einer Gabel gut vermischen. Mit etwas Salz und Pfeffer abschmecken und für ein paar Stunden kühl stellen und durchziehen lassen.

TIPP: Da auch das Auge mitisst, können Sie den Aufstrich vor dem Servieren noch mit frischen Kräutern und essbaren Blüten verzieren.

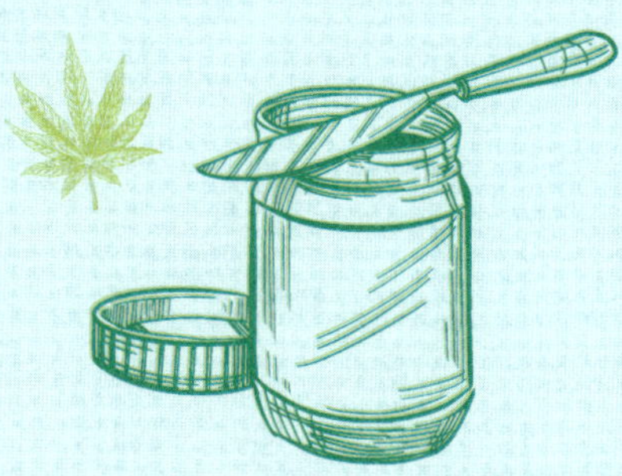

Dip oder Aufstrich zu Hanfbrot

Zutaten für den Dip:

1 großer Becher griechischer Joghurt
2 EL Bio-Sauerrahm
1 EL Bio-Hanföl, kalt gepresst
1 Knoblauchzehe, fein gehackt
frische Kräuter, gehackt
Pfeffer und Salz

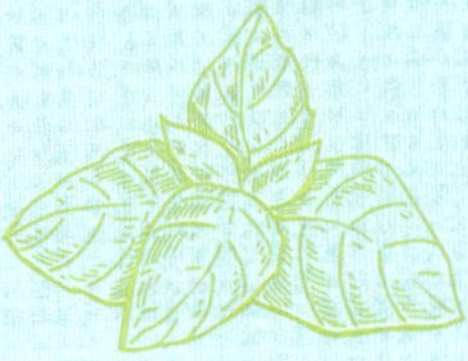

Für den Aufstrich:

zusätzlich 250 g Magerquark
Verwenden Sie nach Belieben frische, gehackte Kräuter wie Schnittlauch, Petersilie, Basilikum, Thymian, Dill, Majoran oder andere.

Zubereitung:

1. Verrühren Sie die gehackten Kräuter mit den anderen Zutaten und lassen alles gut durchziehen.
2. Besonders appetitanregend: Verzieren Sie den Dip oder Aufstrich vor dem Servieren mit ein paar frischen Kräutern und essbaren Blüten.

TIPP: Falls Sie gerade keine essbaren Blüten zur Hand haben, dekorieren Sie Ihren Aufstrich zur Abwechslung mal mit frischen Hanfsprossen. Eine kleine Überraschung für Ihre Gäste!

Bärlauch-Hanf-Pesto

Zutaten:

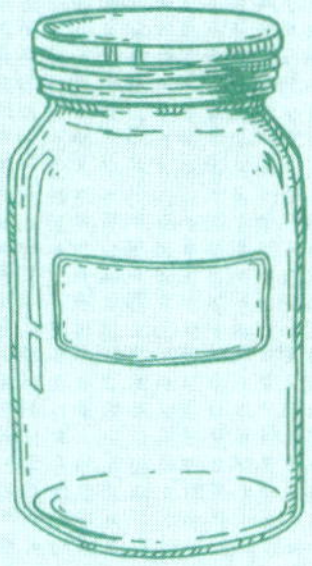

50 g Kürbiskerne, geröstet und gesalzen
2 EL Bio-Hanfsamen, geschält
50 g Parmesankäse, gerieben
1 gestrichener TL Salz
100 g Bärlauch, gewaschen, trocken getupft und geschnitten
80 ml Bio-Hanföl, kalt gepresst
1 EL Zitronensaft

Achtung!
Falls Sie Bärlauchblätter eindeutig bestimmen können (immer nur ein Blatt pro Stängel!), können Sie Bärlauch etwa ab Ende März bis in den Mai hinein in freier Natur ernten. Falls Sie unsicher sind, kaufen Sie den Bärlauch unbedingt lieber im Laden. Denn es besteht Verwechslungsgefahr mit den hochgiftigen Blättern von Herbstzeitlose oder Maiglöckchen.

Zubereitung:

1. Kürbiskerne, geschälte Hanfsamen und Parmesan im Mixer vermahlen.
2. Bärlauch, Hanföl und Salz hinzufügen und alle Zutaten nochmals mischen.
3. Zuletzt noch den Zitronensaft dazugeben und alles kurz durchmixen.

Das Pesto schmeckt als Brotaufstrich oder zu Pasta, auf Ofenkartoffeln, in Eier-, Käse- oder Nudelsalaten und kann auch gut ins Salatdressing gemischt werden.

TIPP: Wenn Sie übrig gebliebenes Pesto für einige Tage aufbewahren möchten, füllen Sie es in ein kleines Schraubglas, bedecken die Oberfläche mit etwas Hanföl und stellen das Gläschen in den Kühlschrank.

Hanf-Kräuter-Butter

Zutaten:

250 g weiche Bio-Butter oder Bio-Kokosöl
100 g Bio-Hanfsamen, geschält
1 Knoblauchzehe, fein gehackt
frische Kräuter, gewaschen und trocken getupft
Salz oder Kräutersalz

Falls Sie keine Kuhmilch-Produkte vertragen oder Veganer sind, können Sie anstatt Butter sehr gut Kokosöl verwenden. Da es bei Raumtemperatur streichfähig ist, aber im Kühlschrank fest wird, kann es sehr gut zu Aufstrichen verarbeitet werden.

Zubereitung:

1. Alle Zutaten gut miteinander vermischen und durchziehen lassen.
2. Schmeckt als Aufstrich zu Hanfbrot, zu Ofenkartoffeln oder zum Verfeinern verschiedenster Gerichte.

TIPP: Übrige Hanf-Kräuter-Butter beziehungsweise Hanf-Kräuter-Kokosöl eignet sich sehr gut zum Einfrieren. Gut geeignet sind kleine Deckelgefäße, um je nach Bedarf auch nur kleine Portionen entnehmen zu können.

Linsenaufstrich, vegan

Zutaten:

100 g Bio-Berglinsen oder Rote Linsen
50 g Sonnenblumenkerne
2 EL Bio-Hanfsamen, geschält
2 EL Bio-Hanföl, kalt gepresst
1 mittelgroße Zwiebel
etwas Oliven- oder Kokosöl zum Andünsten
2 TL Majoran oder Thymian, nach Belieben auch andere Kräuter
Salz

Zubereitung:

1. Brausen Sie die Linsen in einem großen Sieb mit einem starken Wasserstrahl ab und kochen Sie sie anschließend mit der doppelten bis dreifachen Menge Wasser gar. Berglinsen brauchen ca. 20 bis 30 Minuten, Rote Linsen nur etwa 10 bis 15 Minuten.
2. In der Zwischenzeit dünsten Sie die geschälte, fein gehackte Zwiebel in einer Pfanne mit etwas Oliven- oder Kokosöl an.
3. Mischen Sie die abgegossenen, abgekühlten Linsen mit den anderen Zutaten und pürieren Sie alles mit dem Stabmixer. Anschließend schmecken Sie den Aufstrich noch mit Salz und Kräutern ab und garnieren ihn beliebig mit essbaren Blüten oder frischen Hanfsprossen.

TIPP: Dieser Aufstrich passt wunderbar zu Hanfbrot und wird mit einem Salatteller oder einer Ofenkartoffel zu einer Vorspeise oder einem Snack für zwischendurch.

Ofenkartoffeln zubereiten

Nehmen Sie in etwa gleich große Bio-Kartoffeln, die Sie waschen und gut abbürsten. Stechen Sie die Schale mit einer Gabel mehrfach ein, legen die Kartoffeln auf einem Backblech aus und backen sie auf 200 °C. Wenn Sie darauf verzichten, die Kartoffeln einzeln in Alufolie zu wickeln, wird die Schale schön knusprig und schmeckt besonders gut! Die Backdauer hängt von der Größe der Kartoffeln ab. Um zu prüfen, ob sie gar sind, benutzen Sie einfach ein spitzes Messer zum Anstechen.

Joghurtdip, einfach und schnell

Zutaten:

150 g Bio-Joghurt
2 EL Bio-Hanfsamen, geschält
1 Knoblauchzehe, ausgepresst
Salz, Kräutersalz oder ein paar frische Kräuter

Zubereitung:

1. Vermischen Sie die angegebenen Zutaten mit einem Stabmixer und verfeinern den Dip noch, falls gewünscht, mit ein paar frischen Kräutern. Er passt wunderbar zum Hanf-Kräuter-Brot, aber auch zum Eintauchen von Gemüsesticks.

Quarkcreme, leicht, aber kraftvoll

Zutaten:

250 g Bio-Magerquark
3 EL Bio-Hanfsamen geschält
3 EL Bio-Hanfsamenöl

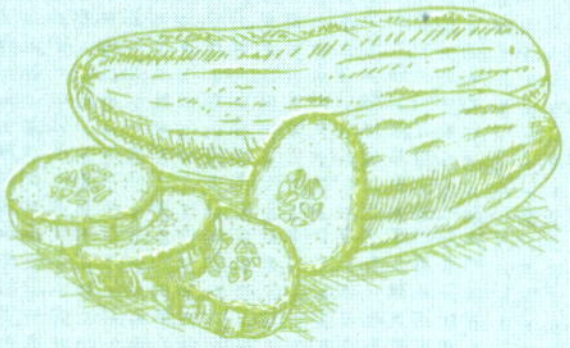

Für die süße Variante wahlweise:

Bio-Obst, klein geschnitten
Rosinen oder anderes Trockenobst
Haselnüsse, Walnüsse oder Mandeln

Für die herzhafte Variante wahlweise:

Bio-Tomaten, gewürfelt
1 Stück Bio-Salatgurke, geschnitten
Radieschen, geschnitten, einige Blätter Rucola
etwas Salz, Dill, Petersilie oder Schnittlauch
essbare Blüten, je nach Jahreszeit

Zubereitung:

1. Zuerst die Zutaten für die Basis-Quarkcreme glatt rühren. Dann entweder Zutaten für die süße oder die herzhafte Variante hinzufügen.
2. Die süße Variante kann sehr gut als kleine Mahlzeit zwischendurch dienen, auch in Verbindung mit Zwieback oder Knäckebrot.
3. Die herzhafte Variante kann in Verbindung mit einem Salat sowie Baguette oder Vollkornbrot auch eine Mahlzeit ergeben.

TIPP: Je nach Zutaten und Beilagen reichen 250 g Quark auch für 2 Personen.

Hanföl-Bruschetta

Zutaten:

1 Ciabatta-Brot
1 kg Bio-Tomaten
100 g Bio-Rauke (Rucola), am besten selbst angebaut
4 EL Bio-Hanföl, kalt gepresst
2 kleine Knoblauchzehen
etwas Salz

Zum Bestreuen:

80 g Bio-Sonnenblumenkerne geschält
20 g Bio-Hanfsamen geschält

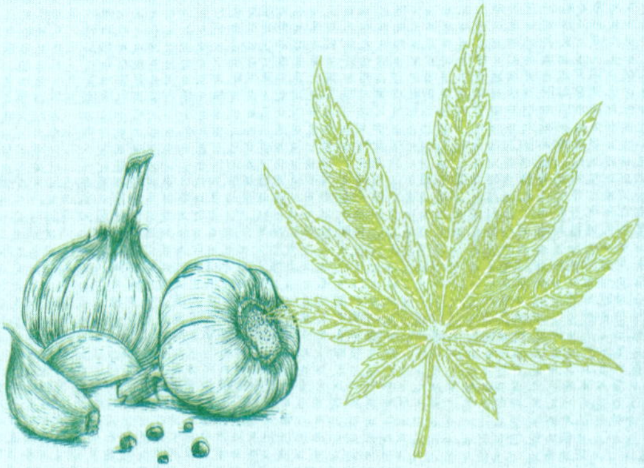

Zubereitung:

1. Die Tomaten halbieren, den Strunk entfernen und das Fruchtfleisch in Würfel schneiden. Die Raukeblätter waschen, trocken tupfen und beliebig schneiden.
2. Die Knoblauchzehen schälen und sehr fein würfeln.
3. Diese Zutaten vorsichtig mit dem Hanföl mischen und mit etwas Salz abschmecken.
4. Das Ciabatta in Scheiben schneiden, leicht anrösten und mit der Mischung belegen.
5. Sonnenblumenkerne ohne Fett in einer Pfanne leicht anrösten, die geschälten Hanfsamen dazugeben, einmal kurz umrühren und die Bruschetta damit bestreuen.

TIPP: Rauken sind anspruchslose Pflanzen, die vom Frühling bis in den Spätherbst ununterbrochen neue Blätter austreiben. Wegen ihrer natürlichen Bitterstoffe sind sie sehr gesund, sie fördern den Stoffwechsel und die Entgiftung. Außerdem enthalten sie wertvolle Vitamine wie beispielsweise B-Vitamine und Mineralstoffe wie Kalium und Calcium. Auch die zarten gelben Blüten sind essbar.

Wenn Sie keinen Garten haben, können Sie Ihre Rauke auch in einem großen Tontopf ziehen. Doch das gelingt nur im Freien, denn die Rauke ist keine Zimmerpflanze.

Hanfbällchen als Salatbeilage

Zutaten:

1 mittelgroße Zwiebel
etwas Bio-Kokosöl
70 g Bio-Hanfsamen, geschält
50 g Bio-Hanfmehl
2 EL Bio-Weizenmehl
100 g Semmelbrösel
80 g feine Haferflocken
2 große oder 3 kleine Eier
nach Belieben etwas Salz, Senf, Curry und andere Gewürze

Zubereitung:

1. Schneiden Sie die Zwiebel in feine Würfel und rösten Sie sie in etwas Kokosöl an.
2. Mischen Sie anschließend alle Zutaten in einer Schüssel zu einem geschmeidigen Teig und lassen ihn etwa 10 bis 15 Minuten quellen.
3. Formen Sie aus dem Teig kleine Bällchen, die Sie in Semmelbröseln wälzen und in Kokos- oder Olivenöl in einer Pfanne rundum anbraten.

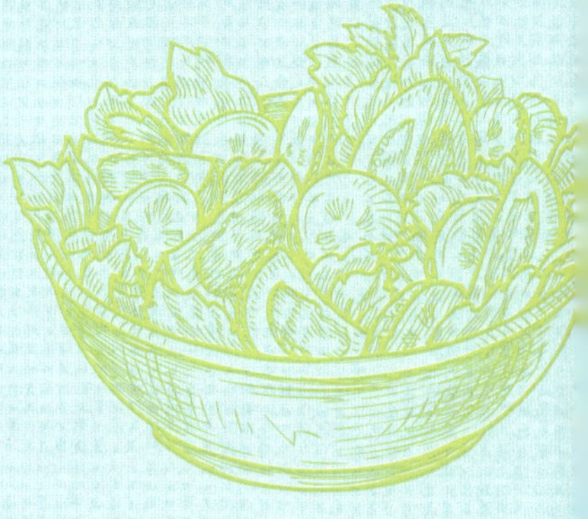

Salatbeilage zu den Hanfbällchen

Zutaten:

200 g Bio-Tomaten
½ Bio-Salatgurke
150 g griechischen Fetakäse
3 EL Bio-Hanföl
1 EL Bio-Hanfsamen, geschält
etwas Balsamico-Essig
einige Raukeblätter (Rucola) oder andere beliebige Salatblätter
und sofern es in Zukunft legal sein wird, einige frische, zerkleinerte Hanfblätter

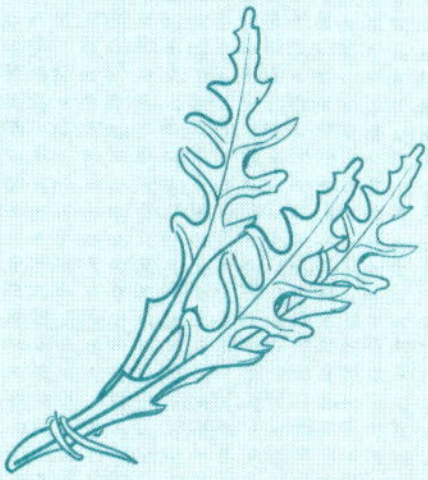

Zubereitung:

1. Halbieren Sie die Tomaten, entfernen den Strunk und schneiden sie anschließend in Spalten. Die Gurke können Sie nach Belieben hobeln oder in Stücke schneiden.
2. Für das Dressing schlagen Sie mithilfe einer Gabel das Hanföl, den Balsamico-Essig und das Salzwasser vom Fetakäse in einer Schüssel auf.
3. Geben Sie Tomaten, Gurke, Fetakäse und, falls erlaubt, zerkleinerte Hanfblätter und andere Salatblätter ins Dressing, schmecken mit Salz und Pfeffer ab und bestreuen den Salat mit geschälten Hanfsamen.

Linsensalat mit Hanfdressing

Zutaten für den Salat:
100 g Bio-Berglinsen oder Rote Linsen
4–5 Bio-Tomaten
½ Bio-Salatgurke
1 Bio-Paprikaschote
1 Avocado

Zutaten für das Dressing:
2 EL Bio-Hanföl
2 EL Bio-Apfelessig
50 ml Wasser
Saft einer ½ Zitrone
etwas frisches Bohnenkraut (evtl. auch getrocknet)
Salz, Pfeffer

Für das Topping wahlweise:
Fetakäse, geschälte Hanfsamen, selbst gezogene Hanfsprossen, essbare Blüten

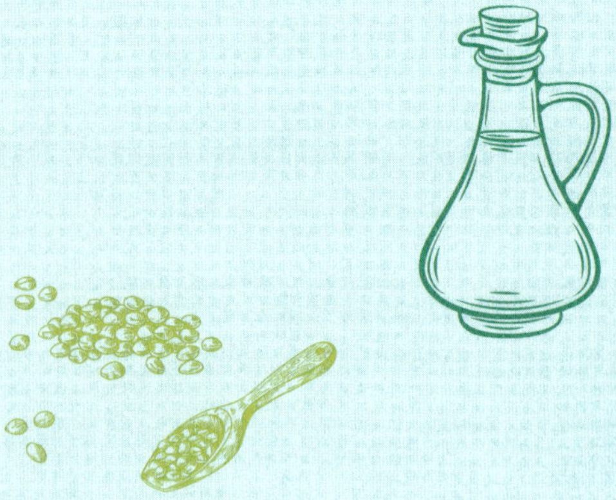

Zubereitung:

1. Weichen Sie die Linsen für mehrere Stunden oder über Nacht ein und gießen Sie das Wasser anschließend ab, da durch das Einweichen die nicht bekömmlichen Stoffe ausgeschwemmt werden.
2. Kochen Sie die Linsen mit der doppelten Menge Wasser für ca. 15 bis 30 Minuten, abhängig von der Sorte.
3. Mischen Sie die weiteren gewaschenen, klein geschnittenen Zutaten wie Tomaten, Gurke, Paprika und Avocado unter die abgekühlten Linsen.
4. Schlagen Sie für das Hanfdressing alle Zutaten mit einer Gabel gut durch, streifen Sie die Blättchen vom Bohnenkraut ab, geben Sie sie dazu. Schmecken Sie alles mit Salz und Pfeffer ab, bevor Sie das fertige Dressing über den Salat gießen.
5. Garnieren Sie den Linsensalat nach Belieben mit Fetakäse, geschälten Hanfsamen, selbst gezogenen Hanfsprossen und essbaren Blüten.

Berglinsen sind klein, fest, aromatisch und haben eine Garzeit von etwa 30 Minuten, Rote Linsen brauchen nur etwa 15 bis 20 Minuten.
Linsen sind eine Bereicherung für jeden Speiseplan und besonders für Vegetarier und Veganer interessant, da sie tierisches Eiweiß problemlos ersetzen können.

Bohnenkraut ist nicht nur ein sehr aromatisches Gewürz, es verbessert auch die Verdaulichkeit von Hülsenfrüchten und vermindert die Neigung zu Blähungen.

Rote Linsen mit Hanfsprossen und Hanföl

Zutaten:

1 Tasse Rote Linsen, über Nacht eingeweicht, ohne Wasser
2,5 Tassen Wasser
1 Zwiebel
1 Knoblauchzehe
etwas Bio-Kokosöl
1 Stück Kurkumawurzel
evtl. weitere Gewürze wie Kreuzkümmel, Koriander oder Fenchel
etwas Salz

Als Topping:

Bio-Hanfsprossen und geschälte Bio-Hanfsamen

Zum Beträufeln:

Bio-Hanföl

Kurkuma

Kurkuma ist ein Ingwergewächs und auch bekannt unter dem Namen Gelbwurz, da seine Wurzeln (Rhizome) einen Saft enthalten, der intensiv gelb färbt. Kurkuma ist vor allem in der indischen Küche bekannt und beliebt, kommt aber auch in Europa immer mehr zum Einsatz: Kurkuma stärkt das Immunsystem, es wirkt antioxidativ, antiviral, antibakteriell und entzündungshemmend. Außerdem wirkt es regulierend auf die Verdauung und verringert Beschwerden wie Blähungen, Völlegefühl und Magenkrämpfe.

Zubereitung:

1. Waschen Sie als Erstes die Linsen und weichen Sie sie mehrere Stunden oder über Nacht ein, damit die enthaltene Phytinsäure ausgeschwemmt wird. Das Einweichwasser schütten Sie anschließend weg.
2. Schneiden Sie Zwiebel und Knoblauchzehe nach dem Abschälen in feine Würfel und rösten Sie sie in einer Pfanne in etwas Kokosöl an.
3. Schälen Sie die Kurkumawurzel, bevor Sie sie in feine Scheiben schneiden.
4. Zerstoßen Sie weitere gewünschte Gewürze in einem Mörser und mischen Sie alles in das Kokosöl, um es ebenfalls kurz anzurösten.
5. Nun geben Sie die Linsen zur Zwiebel und zu den Gewürzen in die Pfanne, gießen mit Wasser auf und fügen auf Wunsch noch klein geschnittenes Gemüse wie Karotten oder Petersilienwurzeln dazu.
6. Kochen Sie das Ganze einmal kurz auf und lassen Sie es dann auf niedriger Temperatur etwa 10 bis 15 Minuten weiterköcheln, bis die Linsen gar sind.
7. Sobald die Linsen weich sind, schmecken Sie das Gericht mit Salz ab, bestreuen es mit geschälten Hanfsamen, beträufeln es mit etwas Hanföl und garnieren es zum Abschluss noch mit selbst gezogenen Hanfsprossen.

Dieses Gericht kann als originelle Vorspeise dienen, passt aber auch als Beilage zu Vollkornreis.

TIPP: Mit etwas mehr Wasser zaubern Sie aus dem Gericht eine köstliche Suppe.

Hanf-Hummus

Zutaten:

200 g Kichererbsen
1 Prise Natron
1 kleine Knoblauchzehe
½ Zwiebel
Saft einer Bio-Zitrone
4 EL Bio-Olivenöl
2 EL Bio-Hanföl
4 EL Bio-Hanfsamen, geschält
Salz

Zubereitung:

1. Weichen Sie die Kichererbsen über Nacht mit einer Prise Natron in reichlich kaltem Wasser ein. Durch das Natron werden sie später beim Kochen schneller weich und lassen sich leichter zu einer homogenen Creme pürieren.
2. Gießen Sie die Kichererbsen nach dem Einweichen durch ein Sieb ab, spülen Sie sie kurz mit fließendem Wasser und geben Sie sie dann zusammen mit der fein gewürfelten Zwiebel und Knoblauchzehe in einen großen Topf.
3. Bedecken Sie die Kichererbsen mit 2 Litern kaltem Wasser, bringen Sie es zum Kochen, danach die Hitze reduzieren. Die Kichererbsen für mindestens 45 Minuten garen lassen, bis sie weich sind. Ziehen Sie während dieser Zeit ab und zu den Schaum ab.
4. Pürieren Sie die Kichererbsen anschließend mit ein paar Löffeln ihres Kochwassers in der Küchenmaschine.
5. Fügen Sie die restlichen Zutaten sowie eventuell weiteres Kochwasser hinzu und pürieren Sie alles sehr fein und cremig. Am Ende mit Salz abschmecken.

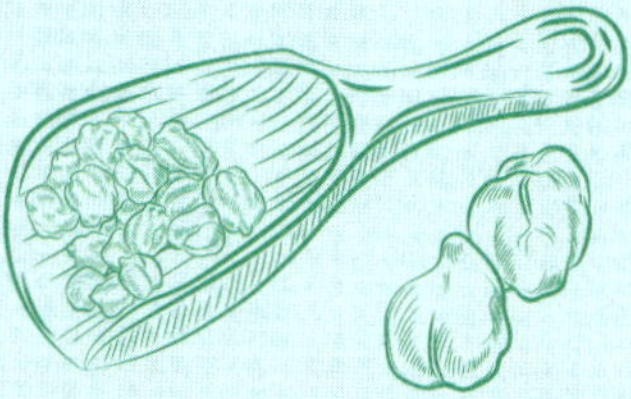

Als Topping eignen sich selbst gezogene Hanfsprossen, frische Kräuter wie Oregano, Thymian oder Petersilie und je nach Jahreszeit auch essbare Blüten, beispielsweise vom Bitteren Schaumkraut, von Borretsch oder Nachtkerze.

TIPP: Hummus schmeckt herrlich zu frischem Hanfbrot, auch zu Tomaten, zu Salat, Käse oder hart gekochten Eiern.
Als kleiner Snack lässt es sich auch sehr schön mit Gemüsestreifen anrichten.
Im Kühlschrank ist es mehrere Tage haltbar und kann notfalls auch mit Kichererbsen aus der Dose hergestellt werden.

Hanföl-Dressing

Zutaten für das Dressing:
2 EL Bio-Hanföl
1 EL Bio-Kürbiskernöl
2 EL Bio-Apfelessig oder Balsamico-Essig
etwas Salz
etwas Wasser, lauwarm
1 EL Bio-Joghurt oder Sauerrahm

nach Belieben: frische Kräuter und essbare Blüten zum Garnieren

Zubereitung:
Rühren Sie aus diesen Zutaten ein Dressing und gießen Sie es über den vorbereiteten Salat, den Sie dann noch beliebig mit ein paar frischen Kräutern und geschälten Bio-Hanfsamen bestreuen können.

Salatdressing mit Hanföl, Honig und Senf

Zutaten (für 1 große Portion Salat):
3 EL Bio-Hanföl
4 EL Bio-Apfelessig
1 TL Senf, süß oder mittelscharf nach Belieben
1 TL Bio-Honig
1 Prise Salz
bei Bedarf etwas lauwarmes Wasser oder Sauerrahm

Zubereitung:
Schlagen Sie alle Zutaten mit einer Gabel gut durch und schmecken Sie das Dressing nach Belieben ab.

Quinoa-Hanf-Fladen

Zutaten für den Teig:
120 g Bio-Quinoa
3 gehäufte EL Bio-Dinkelmehl
3 gehäufte EL Bio-Hanfmehl
3 EL Olivenöl
60 ml ungesüßte Hafer- oder Mandelmilch
1 TL Backpulver
etwas Salz oder Kräutersalz

Zutaten für den Belag:
2 EL Sauerrahm, abgeschmeckt mit etwas Salz und Zitronensaft
10–12 Cocktailtomaten, geviertelt
2 frische Salbeiblätter, fein gehackt
4–5 EL geriebener Parmesan, alternativ fein zerbröselter Feta
5–6 Bio-Walnüsse, als Nusshälften oder -stücke
1 EL Bio-Hanfsamen, geschält

Zubereitung:

1. Weichen Sie die Quinoa mit Wasser und 1 EL Apfelessig über Nacht ein, da so die enthaltene Phytinsäure weitgehend abgebaut wird. Da diese Säure während des Verdauungsvorgangs die Mineralstoffe Magnesium, Calcium, Eisen und Zink zu einem unlöslichen Komplex verbindet, sind diese für den Stoffwechsel nicht mehr verfügbar und werden ungenutzt ausgeschieden.
2. Spülen Sie die Quinoa vor der Verwendung in einem großen Sieb kräftig ab und lassen Sie sie gut abtropfen.
3. Mischen Sie alle Zutaten gut durch und verarbeiten Sie sie zu einem gleichmäßigen Teig. Den Teig mit Kräutern wie zum Beispiel etwas Rosmarin oder Thymian abschmecken.
4. Legen Sie eine Kuchenform mit 23 cm Durchmesser mit Backpapier aus, füllen Sie den Teig ein und backen ihn bei 220 °C von jeder Seite für ca. 15 Minuten. Dafür können Sie den Teig mithilfe des Backpapiers aus der Form heben, auf ein Arbeitsbrett setzen, die Kuchenform überstülpen und durch Anheben und schnelles Umdrehen des Brettes den Fladen zurück in die Form stürzen. Einfacher geht es, wenn Sie den Fladen für den zweiten Backgang auf ein Backblech stürzen.
5. Verteilen Sie anschließend den Belag auf dem Fladen, backen Sie ihn für 10 bis 15 Minuten bei 180 °C und bestreuen Sie ihn vor dem Servieren noch mit den geschälten Hanfsamen.

TIPP: Sofern Sie in Zukunft auf legale Weise ein paar Pflanzen von Cannabis sativa anbauen dürfen, können Sie den Fladen vor dem Backen noch mit Hanfblättern als essbarer Deko verzieren.

Hirse mit marinierten Pilzen und Hanfsamen

Zutaten:
1 Tasse Bio-Hirse
1,5 Tassen Wasser
1 Zwiebel
1 Karotte
etwas Olivenöl zum Anbraten
Kräutersalz und frische Kräuter
1 gehäufter EL Bio-Hanfsamen, geschält
etwas Bio-Hanföl
250–300 g beliebige Pilze wie Champignons, Austernpilze oder Pfifferlinge

Zutaten für die Marinade:
3 EL Olivenöl
3 EL Sojasauce
etwas Wasser
je nach Geschmack gemahlenen Koriander oder Thymian
Salz, Pfeffer nach Geschmack

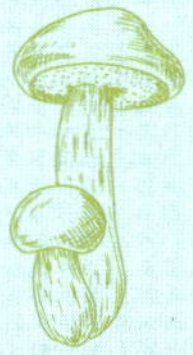

Zubereitung:

1. Die Hirse im Wasser kurz aufkochen und anschließend noch zugedeckt fertig ziehen lassen.
2. Die Karotte und die Zwiebel fein würfeln und in Olivenöl anbraten, dann die Hirse dazugeben, mit etwas Wasser aufgießen und weitere 5 Minuten ziehen lassen. Schmecken Sie die Hirse mit Salz und frischen Kräutern wie Thymian oder gehackter Petersilie ab.
3. Schneiden Sie die Pilze in Scheiben oder kleine Stücke und braten Sie sie in etwas Olivenöl kurz an.
4. Mischen Sie aus den angegebenen Zutaten eine Marinade, geben Sie die Pilze hinein und lassen Sie sie nach mehrmaligem Wenden für etwa 30 Minuten darin ziehen.
5. Anschließend geben Sie die Pilze mit etwas Olivenöl in eine Pfanne, braten sie nochmals etwas an, gießen sie mit der Marinade auf und lassen sie kurz dünsten.
6. Richten Sie die Pilze mit der Hirse an, bestreuen Sie das fertige Gericht mit den geschälten Hanfsamen und beträufeln Sie es noch mit etwas Bio-Hanföl.

Hanf-Quiche

Zutaten für den Teig:
200 g Dinkelmehl
40 g Bio-Hanfmehl
100 g weiche Bio-Butter
1 TL Salz
etwa 60 ml Wasser

Zutaten für die Füllung:
Gemüse nach Saison (Spargel, Pilze, Frühlingszwiebeln etc.), in Kokosöl gedünstet
1 Becher Bio-Schlagrahm
2 große oder 3 kleine Bio-Eier
Salz und Pfeffer nach Belieben
evtl. etwas Emmentaler oder Parmesankäse, gerieben

Zubereitung:

1. Geben Sie die Zutaten für den Teig in eine Schüssel und verkneten Sie alles zu einem glatten Teig, den Sie anschließend abdecken und für 30 Minuten kühl stellen.
2. Anschließend rollen Sie ihn ca. ½ cm dick aus und geben ihn in eine Springform, die Sie entweder vorher einfetten oder mit Backpapier auslegen. Formen Sie einen etwa 2 cm hohen Rand für die Füllung.
3. Verteilen Sie nun das geputzte, angedünstete Gemüse auf dem Teigboden.
4. Verquirlen Sie Schlagrahm, Eier, Salz und Pfeffer und gießen diese Mischung über die Füllung, sodass sie sich gleichmäßig verteilt.
5. Auf Wunsch können Sie die Füllung noch mit etwas geriebenem Käse bestreuen.
6. Backen Sie die Quiche im vorgeheizten Backofen bei ca. 175 °C für 25 bis 30 Minuten.
7. Am Ende des Backvorgangs können Sie die Quiche noch mit geschälten Hanfsamen bestreuen.

TIPP: Die Quiche eignet sich sehr gut als Vorspeise, zusammen mit einem Salatteller auch als Hauptgericht.

Hanf-Zucchini-Nudeln

Zutaten:
1 Bio-Zucchini, in Streifen geschnitten
½ Bund Frühlingszwiebeln, in feine Ringe geschnitten
Bio-Kokosöl zum Anbraten
1 Portion Vollkornnudeln, gekocht
1 Stück Kurkumawurzel, geschält und in feine Scheiben geschnitten
Curry
Salz und Pfeffer
Kokosmilch
2 EL Bio-Hanfsamen, geschält

Zubereitung:

1. Braten Sie die Zucchini und die Frühlingszwiebeln mit Kokosöl in einer tiefen Pfanne an, würzen Sie mit Kurkumawurzel, Curry, Salz und Pfeffer und löschen Sie das Ganze mit Kokosmilch ab.
2. Mischen Sie die gekochten Vollkornnudeln unter die Zucchini, erhitzen alles zusammen und bestreuen Sie das fertige Gericht vor dem Servieren mit geschälten Hanfsamen.

TIPP: Dieses Gericht benötigt nur einen sehr geringen Zeitaufwand, da sich Zucchini und Frühlingszwiebeln innerhalb weniger Minuten dünsten lassen und Nudeln (oder auch Reis) schon im Voraus gekocht werden können.

Tagliatelle mit Hanf-Pesto

Zutaten (für 2 Personen):
250 g Bio-Bandnudeln

Zutaten für das Pesto:
etwa 30 Tomatenhälften, getrocknet und in Öl eingelegt
1 kleine Knoblauchzehe, geschält und fein geschnitten
1 kleine rote Zwiebel, geschält und fein gewürfelt
3 EL Bio-Hanfsamen, geschält
2 EL Bio-Hanföl
3 EL Parmesankäse, gerieben
frischer Rosmarin, Thymian oder Majoran nach Belieben
ca. 200 ml Wasser, warm
Salz und Pfeffer nach Belieben

Zubereitung:

1. Schneiden Sie die getrockneten Tomaten in Streifen und verarbeiten Sie sie nach und nach mit den übrigen Zutaten und dem Wasser zu einer cremigen Masse, am besten mithilfe eines Stabmixers.
2. Kochen Sie die Tagliatelle bissfest, gießen Sie das Wasser ab und richten Sie die Nudeln auf tiefen, vorgewärmten Tellern an. Geben Sie das Pesto direkt auf die heißen Nudeln und dekorieren Sie etwas mit frischer Petersilie oder den Blättchen und Blüten von Kapuzinerkresse.

Rührei mit Hanf und Tomate

Zutaten pro Person:
2 Eier
1 mittelgroße Tomate
1 kräftige Prise getrocknete Hanfblätter
1 Prise Salz
etwas Bio-Kokosöl zum Braten
evtl. etwas Käse, gerieben

Zum Anrichten:
1 oder 2 Scheiben Vollkornbrot oder geröstetes Weißbrot
etwas Rucola oder ein paar Salatblätter
ein paar essbare Blüten, z. B. Kapuzinerkresse

Zubereitung:

1. Halbieren Sie die Tomate, entfernen Sie den Strunk und schneiden Sie die Tomatenhälften in Stücke.
2. Dann erhitzen Sie das Fett in der Pfanne und geben die Tomatenstücke mit einer Prise Salz hinein.
3. Verquirlen Sie die Eier mit einer kleinen Prise Salz sowie einer reichlichen Prise getrockneter Hanfblätter und gießen Sie diese Mischung über die leicht angedünsteten Tomatenstücke.
4. Bringen Sie die Eier-Tomaten-Mischung unter vorsichtigem Rühren zum Stocken.
5. Anschließend richten Sie die Rühreier mit Rucola oder Salatblättern auf den Brotscheiben an, bestreuen das Ganze auf Wunsch noch mit etwas geriebenem Käse und verzieren es mit ein paar essbaren Blüten.

TIPP: Diese leichte Mahlzeit ist schnell zubereitet und kann je nach Beilagen auch ganz einfach abgewandelt werden.

Herzhaftes Omelett mit Pilzfüllung

Zutaten und Zubereitung des Teigs wie beim süßen Omelett.

Zutaten für die Füllung:

150–200 g Pilze wie Champignons, Austernpilze oder Pfifferlinge
etwas Schlagrahm bzw. pflanzliches Alternativprodukt
frische Petersilie
Salz

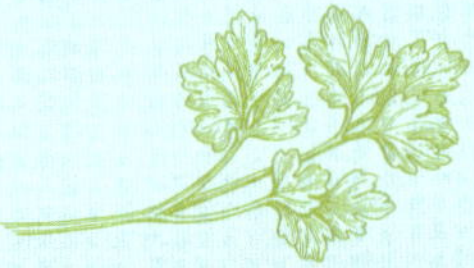

Zum Bestreuen:

Bio-Hanfsamen, geschält

Zubereitung:

1. Die Pilze putzen (nicht waschen!) und klein schneiden.
2. Hinweis: Pilze reagieren wie ein Schwamm, sie saugen Wasser auf und verlieren dadurch ihr Aroma. Deshalb heißen Pilze in Bayern und Österreich »Schwammerl«.
3. Braten Sie die Pilze in einer separaten Pfanne mit Kokosöl an, geben Sie etwas Salz und die gehackte Petersilie dazu und wenden Sie alles mehrfach.
4. Geben Sie etwas Schlagrahm zu den Pilzen, lassen Sie ihn einmal kurz aufschäumen, und füllen Sie dann die Hälfte der Pilze auf das Omelett, klappen es zu und geben es auf einen vorgewärmten Teller.
5. Geben Sie nochmals etwas Schlagrahm zu den restlichen Pilzen, die Sie nach erneutem Erhitzen über dem Omelett verteilen und zum Abschluss noch mit ein paar geschälten Hanfsamen bestreuen.

TIPP: Dazu passt ein gemischter Salat mit Hanföl-Dressing.

Hanf-Muffins mit Zucchini

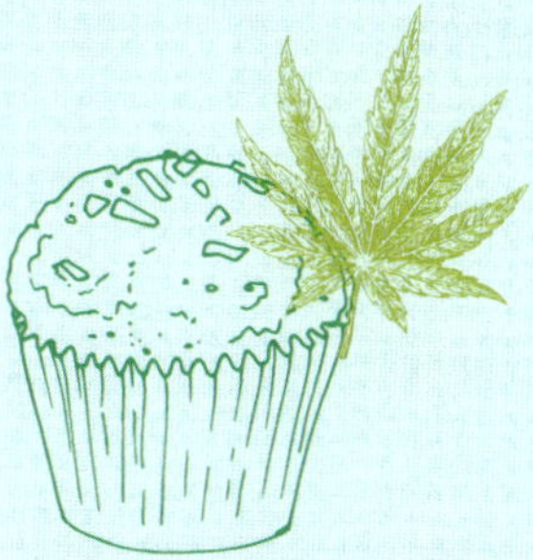

Zutaten:

200 g Zucchini
80 g Bio-Hanfsamen, geschält
2 Bio-Eier
125 ml Bio-Rapsöl
150 g Puderzucker
100 g Bio-Weizenmehl, fein
80 g Bio-Dinkelmehl
40 g Bio-Hanfmehl
½ Päckchen Backpulver
1 Prise Zimt

Zubereitung:

1. Als Erstes die Zucchini grob raspeln und mit den geschälten Hanfsamen vermischen.
2. Rühren Sie Eier, Puderzucker und Öl schaumig und mischen Sie allmählich das mit Backpulver und Zimt vermischte Mehl unter.
3. Zuletzt heben Sie noch die Zucchini-Hanfsamen-Mischung unter den Teig.
4. Füllen Sie den fertigen Teig in Muffin-Förmchen und backen Sie die Muffins bei 180 °C Ober- und Unterhitze für ca. 40 Minuten.

TIPP: Die Muffins schmecken besonders gut mit gedünsteten Beerenfrüchten wie Himbeeren, Erdbeeren oder Johannisbeeren.
Anstatt der Muffin-Förmchen können Sie auch eine runde Kuchen- oder eine Kastenform verwenden. Dann verlängert sich die Backzeit auf ca. 50 bis 60 Minuten.

Butterkekse mit Hanfsamen

Zutaten:

300 g Bio-Weizenmehl, fein
80 g brauner Zucker
100 g Bio-Hanfsamen, geschält
200 g feste Bio-Butter, in Stückchen
1 Vanillezucker
1 Prise Salz
1 Prise Zimt
2 Eigelb
abgeriebene Schale einer halben Bio-Zitrone

Zubereitung:

1. Vermischen Sie Mehl, Hanf, Zucker, Vanillezucker, Salz und Zimt und geben Sie dann die Butterstückchen, die abgeriebene Zitronenschale und die beiden Eigelb dazu.
2. Verkneten Sie diese Zutaten zügig zu einem Teig und lassen Sie ihn für etwa 30 Minuten im Kühlschrank ruhen.
3. Heizen Sie den Backofen auf 180 °C Ober- und Unterhitze vor.
4. Den gekühlten Teig rollen Sie auf einem bemehlten Brett ca. 5 mm dick aus. Danach mit beliebigen Formen Kekse ausstechen und diese auf zwei Backblechen verteilen, die Sie mit Backpapier vorbereitet haben.
5. Backen Sie die Kekse für etwa 10 Minuten und achten Sie darauf, dass sie nicht braun werden.
6. Nach dem Abkühlen geben Sie die Kekse in eine Dose und lassen sie für mehrere Tage kühl und dunkel durchziehen.

TIPP: Diese Kekse eignen sich auch gut als Doppeldecker. Dafür bestreichen Sie einen Keks mit Ihrer Lieblingsmarmelade und kleben einen zweiten Keks obendrauf.
Eine zweite Variante wäre, Schokolade zum Schmelzen zu bringen und die abgekühlten Kekse damit zu bestreichen.

Bananenbrot mit Hanfprotein

Zutaten:

100 g brauner Rohrzucker
1 Päckchen Vanillezucker
80 ml Bio-Rapsöl
2 Bio-Eier
150 g Bio-Dinkelmehl
2 EL Bio-Hanfmehl
30 g Bio-Hanfprotein
1 Päckchen Backpulver
1 Prise Zimt
3 reife Bananen
nach Belieben etwas gehackte Bitterschokolade

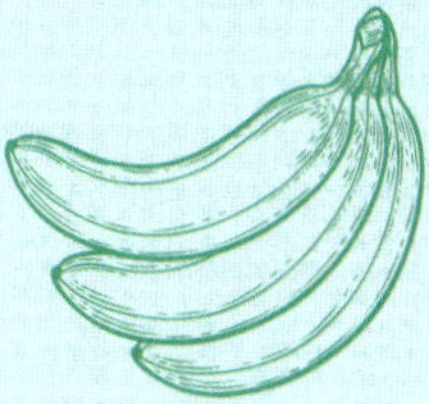

Zubereitung:

1. Schlagen Sie Zucker, Vanillezucker, Rapsöl und Eier schaumig.
2. Mischen Sie Dinkel- und Hanfmehl, Hanfprotein, Backpulver, Zimt und Bitterschokolade und heben Sie die Mischung vorsichtig unter die Zucker-Ei-Masse.
3. Zerdrücken Sie die Bananen mit einer Gabel und heben Sie das Bananenpüree vorsichtig unter den Teig.
4. Füllen Sie den fertigen Teig in eine gefettete Kastenform und backen Sie ihn bei 180 °C mit Ober- und Unterhitze für ca. 50 bis 60 Minuten.

TIPP: Nehmen Sie das Unterheben am besten mit einer Gabel vor, andernfalls besteht die Gefahr, dass der Teig zu matschig wird.

Apfelkuchen mit Hanfprotein

Zutaten für den Teig:
120 g weiche Bio-Butter
80 g brauner Rohrzucker
3 Bio-Eier
150 g Bio-Buchweizenmehl, fein
2 EL Bio-Hanfmehl
50 g Bio-Hanfprotein
1 Päckchen Backpulver

Zutaten für den Belag:
6 säuerliche Bio-Äpfel, am besten Boskop
1 EL Agavendicksaft oder Birnensirup
Saft einer halben Limette

Zubereitung:

1. Rühren Sie Butter, Rohrzucker und Eier schaumig.
2. Vermischen Sie Buchweizenmehl, Hanfmehl, Hanfprotein und Backpulver und rühren Sie die Mischung löffelweise in die aufgeschäumte Masse.
3. Geben Sie den Teig in eine gefettete, bemehlte Backform mit 28 cm Durchmesser.
4. Schälen, vierteln und entkernen Sie die Äpfel, schneiden Sie sie auf der Oberseite der Länge nach leicht ein und legen Sie sie anschließend dicht nebeneinander auf den Teig.
5. Vermischen Sie Agavendicksaft und Limettensaft und träufeln Sie die Saftmischung auf die Apfelspalten.
6. Backen Sie den Kuchen im vorgeheizten Backofen für etwa 35 bis 40 Minuten bei 180 °C.

TIPP: Servieren Sie den Kuchen am besten mit frischem Schlagrahm und gerösteten Walnüssen. Dafür rühren und wenden Sie die Walnüsse in einer beschichteten Pfanne bei niedriger Temperatur, damit sie nicht anbrennen. Sobald sie heiß sind, streuen Sie ein bis zwei Teelöffel braunen Rohrzucker über die Nüsse und rühren ständig weiter, bis der Zucker schmilzt und sich dünn und zart um die Nüsse legt.
Es soll keine Kruste entstehen, die zwischen den Zähnen knirscht!

Schnelles Kuchenrezept mit Hanfprotein

Zutaten:

120 g feine Bio-Haferflocken,
Bio-Hafermehl oder Dinkelmehl
50 g Bio-Hanfmehl
50 g Bio-Hanfprotein
1 mittelgroße Bio-Karotte
2 reife Bio-Bananen
1 EL Bio-Kokosöl
1 EL Bio-Kakaopulver
30 g brauner Rohrzucker
½ Päckchen Backpulver
etwas Hafer- oder Kuhmilch

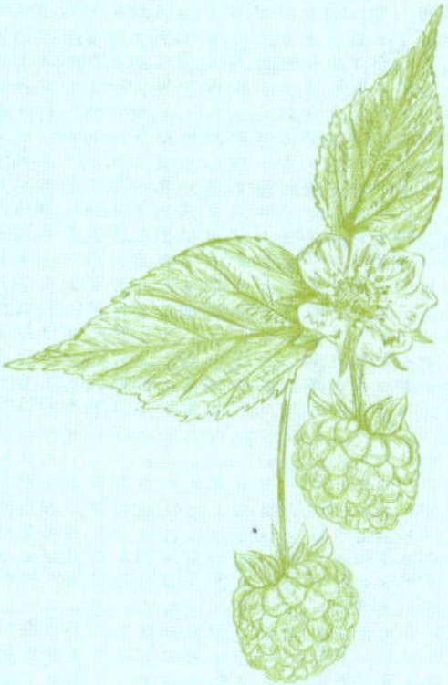

Zubereitung:

1. Zerdrücken Sie die Bananen mit einer Gabel, putzen und reiben Sie die Karotte, vermischen Sie dann alle Zutaten mit so viel Bio-Hafer- oder Kuhmilch, dass ein nicht zu weicher, aber glatter Teig entsteht, der sich ausstreichen lässt.
2. Streichen Sie den Teig auf einem mit Backpapier ausgelegten Backblech dünn aus und drücken Sie nach Belieben noch einige Beeren in den Teig. Gut geeignet sind beispielsweise Blaubeeren, Himbeeren oder Johannisbeeren.
3. Backen Sie den Kuchen bei 150 bis 160 °C für ca. 30 bis 40 Minuten. Bei der Backdauer kommt es auf die Dicke des Teiges an.

TIPP: Auch bei diesem Kuchen passt die Empfehlung vom »Apfelkuchen mit Hanfprotein«. Sie können ihn wunderbar mit frischem Schlagrahm, gerösteten Walnüssen und ein paar Himbeeren servieren.

Süßes Omelett mit gedünsteten Apfelspalten und roter Grütze

Zutaten für den Teig:
200 ml Bio-Milch oder Hafermilch
2 EL Bio-Weizenmehl
1 EL Bio-Hanfmehl
2 Bio-Eier
1 Prise Salz
etwas Bio-Kokosöl zum Braten

Zutaten für die Füllung:
1 großen, säuerlichen Bio-Apfel (Boskop), frische Beeren oder etwas rote Grütze
evtl. etwas Puderzucker

Zubereitung der Füllung:

1. Schälen Sie den Apfel, schneiden Sie ihn in Spalten und dünsten Sie ihn in wenig Kokosöl in einer separaten Pfanne an. Eventuell geben Sie ein paar frische Beeren dazu oder verwenden sie anstatt des Apfels. Zuckern Sie die Beeren nach Bedarf und benutzen Sie zum Andicken etwas Agar-Agar (Reformhaus oder Bioladen).
2. Alternativ können Sie auch eine fertige Beerenmischung (rote Grütze) verwenden.

Zubereitung des Omeletts:

1. Mischen Sie Weizen- und Hanfmehl, geben Sie die Mehlmischung in die Milch und mixen Sie alles mit einem Stabmixer zu einer homogenen Flüssigkeit.
2. Dann fügen Sie die beiden Eier und eine Prise Salz hinzu und rühren das Ganze noch etwas schaumig.
3. Erhitzen Sie Kokosöl in einer Pfanne, gießen Sie den Omelettteig hinein und drehen Sie die Hitze etwas zurück, damit das Omelett nicht braun wird. Schon nach kurzer Zeit kann es gewendet werden.
4. Geben Sie die vorbereitete Füllung drauf, klappen Sie das Omelett zu, und schon nach kurzer Zeit ist es servierbereit. Das Omelett sollte durchgebacken sein, aber nicht braun werden.

Hanf-Smoothie mit Banane und Apfel

Zutaten:
1 reife Bio-Banane
1 Bio-Apfel
1 EL Bio-Hanfprotein
nach Belieben Bio-Naturjoghurt oder Bio-Hafermilch
frische Blättchen von Minze oder Zitronenmelisse

Zubereitung:
Mixen Sie alle Zutaten zu einem dickflüssigen Smoothie.

TIPP: Sehr hübsch als essbare Deko eignen sich Blättchen von Minze und Melisse oder essbare Blüten von Gänseblümchen, Rotklee oder Gundermann.

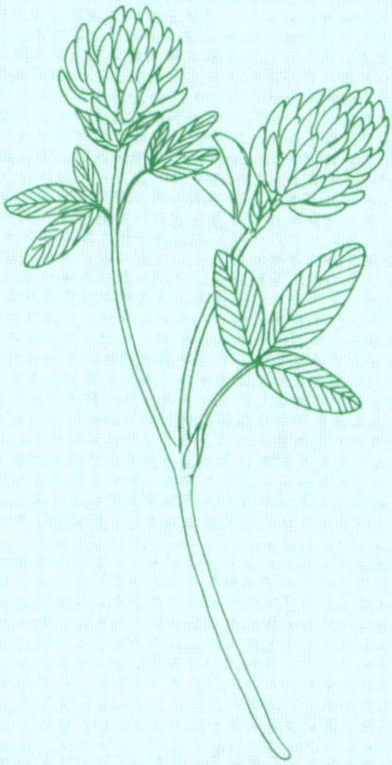

Hanf-Shake oder -Smoothie mit Banane und Spinat

Zutaten:

1 große oder 2 kleine reife Bio-Banane(n)
1 Handvoll Spinat, Feldsalat oder junge Gierschblätter
1 TL Bio-Hanfsamen, geschält
1 EL Bio-Hanfprotein
1 TL Kokosflocken oder feine Haferflocken
1 TL Bio-Kakaopulver
1 Prise Zimt

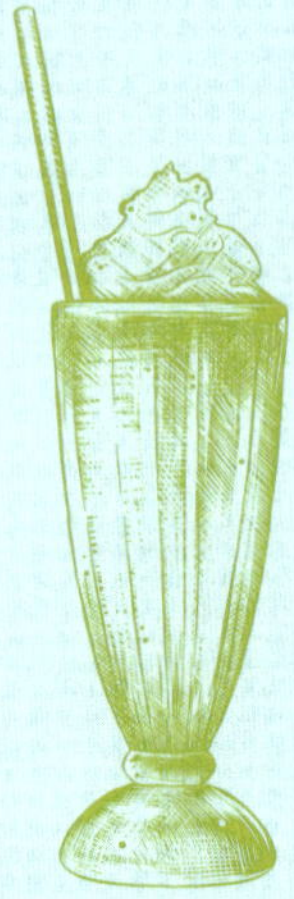

Zubereitung:

Mixen Sie alle Zutaten zu einem Smoothie. Geben Sie je nach gewünschter Konsistenz 100 bis 300 ml Hafer-, Mandel- oder andere Milch dazu.

Joghurt mit Hanfprotein

Zutaten:

200 ml Bio-Naturjoghurt
1 EL Bio-Hanfprotein
2 EL Kokosmilch
1 TL brauner Rohrzucker
1 TL Bio-Kakaopulver
1 Prise Zimt

Zubereitung:

Mixen Sie alle Zutaten zu einer cremigen Konsistenz und bestreuen Sie den Joghurt nach Belieben noch mit geschälten Bio-Hanfsamen.

Haferbrei (Porridge) mit Hanfprotein

Zutaten:

3 gehäufte EL feine Haferflocken
Wasser oder Milch
1 EL Bio-Hanfprotein
evtl. Obst nach Jahreszeit, Bio-Hanfsamen oder gehackte Walnüsse

Zubereitung:

1. Weichen Sie 3 gehäufte Esslöffel feine Haferflocken über Nacht in Wasser, Hafer- oder Kuhmilch ein, kochen den Haferbrei morgens unter ständigem Rühren auf und lassen Sie ihn anschließend kurz ziehen. Vor dem Servieren rühren Sie noch 1 Esslöffel Bio-Hanfprotein unter.
2. Schneiden Sie je nach Jahreszeit und Belieben frisches Obst klein, geben es über den Haferbrei, bestreuen Sie ihn noch mit geschälten Bio-Hanfsamen und nach Wunsch auch noch mit gehackten Walnüssen.

TIPP: Haferbrei wird gerne am Morgen gegessen, weil er gut sättigt. Wenn Sie allerdings zu den Menschen gehören, die morgens wenig Zeit haben, weil sie schon früh aus dem Haus müssen, können Sie Ihr Porridge natürlich auch mittags oder nachmittags zubereiten, um es dann mit mehr Ruhe zu genießen.

Hanfmilch aus geschälten Hanfsamen

Zutaten für die Hanfmilch:
150 g Bio-Hanfsamen, geschält
1,5 l abgekochtes, kaltes Wasser

Zutaten für die besondere Variante:
1 kleines Stück geschälte Kurkumawurzel, fein geschnitten
3 Datteln, in kleine Stücke geschnitten
1 TL Zimt
1 Prise Salz

Zubereitung der Hanfmilch:
Pürieren Sie die Hanfsamen mit 0,5 l Wasser für 1 Minute auf höchster Stufe, geben Sie das restliche Wasser zu und pürieren Sie alles noch einmal für 1 Minute auf höchster Stufe.

Zubereitung der besonderen Variante:

1. Pürieren Sie 500 ml der Hanfmilch mit den Kurkumascheibchen, Dattelstücken, Zimt und Salz für 1 Minute auf höchster Stufe und gießen Sie diese besondere Hanfmilch in einen Topf.
2. Erwärmen Sie diese spezielle Variante und verzieren Sie das Getränk vor dem Genuss noch mit einer Sahnehaube.

TIPP: Die Hanfmilch, auch als Variante, ist im Kühlschrank bis zu einer Woche haltbar.

Kick fürs Immunsystem

Legen Sie eine dünne Scheibe geschälter Kurkumawurzel in einen Esslöffel, geben Sie etwas Hanfsamenöl darüber und kauen Sie das Ganze sehr gu durch, bevor Sie es hinunterschlucken.
Vielleicht kostet es Sie etwas Überwindung, weil Kurkuma scharf ist, abe diese hervorragende Wurzel wirkt antibakteriell, antiviral und entzündungs hemmend. In Verbindung mit dem Öl können die Inhaltsstoffe optimal von Körper aufgenommen und verstoffwechselt werden. Bei täglicher Einnahm am besten nach dem Frühstück, können Sie Ihre Abwehrkräfte so auf opti male Weise unterstützen!

TEEVARIATIONEN

Tee können Sie aus frischen oder getrockneten Hanfblättern zubereiten, aber generell gilt immer, dass Sie bei Frischpflanzen die Menge etwas erhöhen müssen, da sich aus ihnen die Inhaltsstoffe langsamer herauslösen. Natürlich können Sie den Tee auch einfach etwas länger ziehen lassen.

Getrocknete Hanfblätter der Sorte Cannabis sativa sind problemlos im Handel erhältlich und haben einen angenehm würzigen Duft.

Die von mir gewählten Mengenangaben können Sie natürlich nach Ihrem eigenen Geschmacksempfinden verändern oder auch noch mit anderen Kräutern ergänzen.

Kräutertees müssen nicht unbedingt gesüßt werden, aber wenn Sie das möchten, können Sie etwas Honig oder braunen Zucker in den etwas abgekühlten Tee rühren oder ihn noch mit einer Sahnehaube verfeinern.

Teemischung: Anregung und Immunstärkung

Zutaten

50 g getrocknete Bio-Hanfblätter
20 g getrockneter Thymian
10 g getrocknete Rosmarinnadeln
10 g getrockneter Oregano bzw. heimischer Dost
10 g getrocknete Echinacea (Sonnenhut)

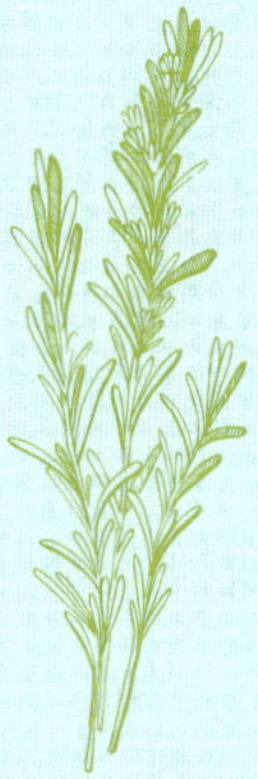

Teemischung: Entspannung

Zutaten

50 g getrocknete Bio-Hanfblätter
20 g Zitronenmelisse
30 g zerkleinerte Süßholzwurzel

Teemischung: Genießen

Zutaten

40 g getrocknete Bio-Hanfblätter
20 g Zitronenmelisse
20 g Kamillenblüten
10 g getrocknete Minze
10 g Orangenblüten

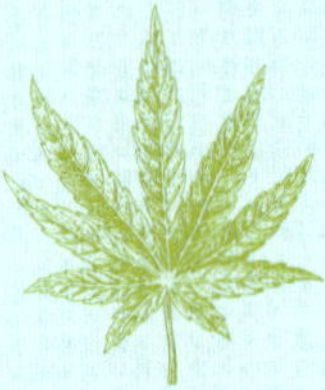

Teemischung: Herbst- und Wintertee

Zutaten

40 g getrocknete Bio-Hanfblätter
20 g getrocknete Apfelstückchen
20 g halbierte, getrocknete Hagebutten
20 g getrocknete Schale einer unbehandelten Orange

Teemischung: Erfrischungstee

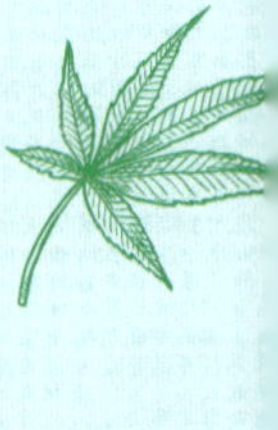

Zutaten

40 g getrocknete Bio-Hanfblätter
20 g getrocknete Minze
20 g Zitronenmelisse
10 g Rosmarinnadeln
10 g getrocknete Schale einer unbehandelten Zitrone

TIPP: Den Erfrischungstee trinken Sie am besten gekühlt, eventuell auch mit Eiswürfeln.

TRADITIONELLE HANFSUPPEN

ÜBERLIEFERUNG

Es gibt Hinweise darauf, dass Hanf schon sehr lange mithilfe von Küchenrezepten zubereitet wurde. So existiert ein *Registrum Coquine*, ein Rezeptbuch, das Johannes Bockenheim vermutlich um 1435 verfasst hat. Dieser Kleriker stammte aus der Pfalz und diente am Hof von Papst Martin V. In diesem handgeschriebenen Buch ist unter anderem das Rezept für eine Hanfsuppe enthalten.

Dafür wurden Hanfblüten und -blätter in Wasser gekocht, abgeseiht und ausgedrückt. In einem separaten Topf wurden Zwiebeln und Semmelbrösel in Olivenöl angebraten und das Hanfwasser nach und nach dazugegeben. Am Schluss wurde die Suppe noch mit Safran und weiteren Gewürzen abgeschmeckt.

Leider fehlen die Mengenangaben, und es gibt auch keinen Hinweis darauf, um welche Hanfart es sich gehandelt hat. Wer das Rezept nachkochen will, muss also etwas experimentieren. Die Suppe wurde als Krankenspeise empfohlen, aber es ist davon auszugehen, dass sie auch von Papst Martin V. genossen wurde.

Des Weiteren existieren Aufzeichnungen zu einem Hanfsuppenrezept deutscher Mönche vom Tegernsee. Melitta Weiss Adamsons stellt es in ihrem Buch *Regional Cuisines of Medieval Europe* vor.

Das Rezept war für 40 Mönche gedacht und benötigte 2,8 kg Hanfsamen. Dazu kamen Hanfblätter und -blüten, weißes Brot, Wein, zerstampfte Äpfel, Essig und Gewürze.

Hanfsuppen in unterschiedlichen Zubereitungen galten in den mittelalterlichen Klöstern als wichtige Fastenspeise. Denn Hanfsamen waren zu Zeiten des Fleischverbots ein schmackhafter und willkommener Fett- und Eiweißlieferant.

Im Jahr 1475 verfasste der italienische Humanist und Bibliothekar Bartolomeo de Sacchi Platina das erste gedruckte Kochbuch Italiens. Darin wird Hanf in Wein und Kuchen verwendet, und für einen Gesundheitstrank sollte man Cannabis (vermutlich die Blätter) mit Öl in einem

Eisentopf erhitzen. Während der Hanf kochte, sollte man ihn zerdrücken, bis daraus ein Saft entstand – gewissermaßen ein Ölauszug.
Auch aus österreichischen Klosterküchen ist eine handgeschriebene Rezeptsammlung aus dem 14. und 15. Jahrhundert bekannt, die heute in der Österreichischen Nationalbibliothek aufbewahrt wird. Dort wird ein süßer Hanftopfen *(ein Hanif schotten)* erwähnt. Dafür sollte man rohe Hanfsamen klein stoßen, waschen und zweimal durch ein Tuch sieben. Die quarkähnliche Masse, die durch anschließendes Kochen entstand, gab man in ein Gefäß mit Öl. Obendrauf sollten fein geschnittene, in Öl angebratene Apfelschnitze und Honig gegeben werden. Weiter hieß es: Wenn man Hanftopfen durch ein Tuch presst und alles mit Gewürzen abschmeckt, gibt es ein feines *hanifmues.* Aus diesem Hanfmus ließe sich dann mit Wein, gedämpftem Brot, klein geschnittenen Äpfeln und gewürfelten Zwiebeln (beides in Öl geröstet) eine gute Hanfsuppe zaubern.
Von dieser jahrhundertealten Hanfsuppentradition kam man in der zweiten Hälfte des 19. Jahrhunderts allmählich ab. Das mag damit zu tun haben, dass zu dieser Zeit die Kartoffel zum wichtigsten Nahrungsmittel wurde. Aber in Polen hat sich die Hanfsuppe am Weihnachtsabend bis in die heutige Zeit erhalten.

Hanfsuppe an Heiligabend, eine alte schlesische Tradition

Zutaten für 4 Portionen:
1 kg Bio-Hanfsamen
2 große Zwiebeln, fein geschnitten
150 g Bio-Mehl
125 g Bio-Butter
Milch nach Belieben
Salz
Zucker
100 g Bio-Gerstengraupen
Wasser nach Bedarf

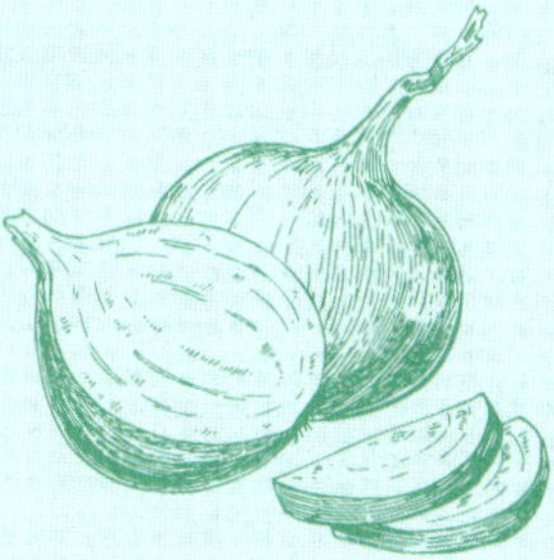

Zubereitung:

1. Früher hat man die Hanfsamen mit den zerkleinerten Zwiebeln in ca. 2,5 l Wasser für 3 Stunden gekocht und anschließend mit einer Holzkeule zerstoßen und durch ein Metallsieb passiert.
2. Da es heutzutage bereits geschälte Hanfsamen zu kaufen gibt, kann man sich diese mühsame Arbeit sparen und kocht die geschälten Hanfsamen mit den Zwiebeln, bis sie weich sind.
3. Passieren Sie die weich gekochten Hanfsamen durch ein Sieb in einen großen Topf, füllen Sie 3 l Wasser auf und lassen das Ganze weitere 30 Minuten kochen.
4. Dann gießen Sie die Hanfsamen durch ein Sieb ab, fangen die Brühe auf und kochen sie nochmals kurz auf.
5. Früher hat man diesen Vorgang so oft wiederholt, bis keine milchige Flüssigkeit mehr gewonnen werden konnte.
6. Anschließend hat man diese Brühe meist mit Hirsemehl gebunden, aber natürlich können Sie auch eine andere Mehlsorte verwenden.
7. Verrühren Sie das Mehl mit kaltem Wasser, gießen Sie es allmählich in den aufgekochten Sud und rühren Sie weiter, während die Suppe köchelt, damit sie nicht ansetzt.

8. Kochen Sie die Graupen nach Anweisung auf der Packung.
9. Geben Sie zuletzt Butter und Milch in die Suppe und schmecken Sie mit Salz, Pfeffer und Zucker ab.
10. Die Suppe sollte eine etwas breiige Konsistenz und einen leicht bitter-süßen Geschmack haben.

TIPP: Wenn Sie der leicht bittere Geschmack stört, geben Sie am besten noch etwas Rahm in die Suppe.

Traditionell wurden vor dem Servieren ein bis zwei Esslöffel gekochte Perlgraupen in den Suppenteller gelegt und mit heißer Hanfsuppe übergossen.

Diese Suppe kam an Heiligabend immer als Erstes auf den Tisch, auch wenn es anschließend noch weitere Gerichte gab. Aber für die ärmere Bevölkerung war es oft die einzige warme Mahlzeit, die an diesem Tag auf den Tisch kam.

Teil 5

Über die kulturelle Bedeutung des Hanfs bei Heilkundigen und Schamanen

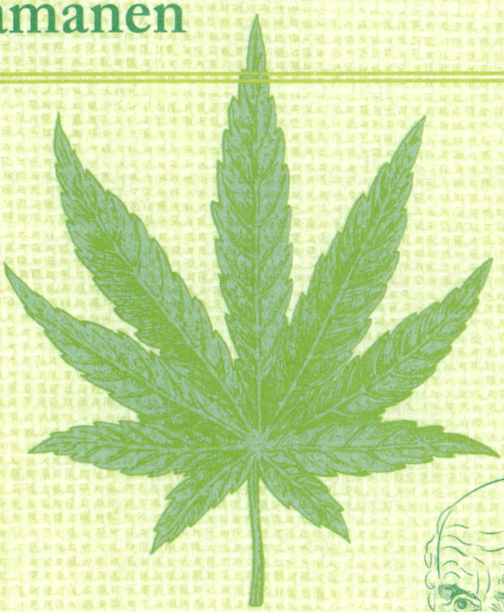

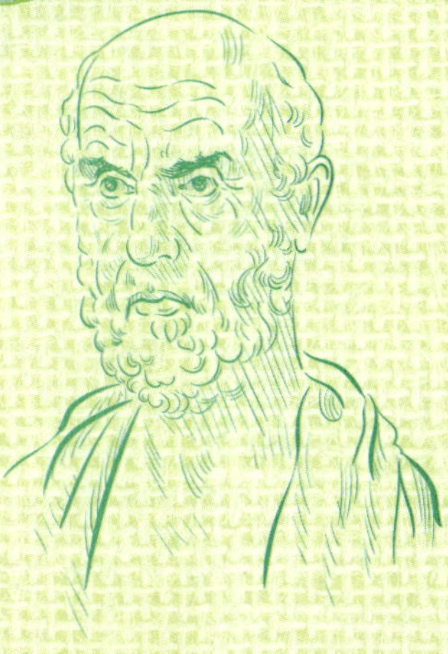

HEILIGER HANF

Hanf ist bei vielen Völkern dieser Erde schon seit Jahrtausenden bekannt, und das nicht nur als Kräutermedizin. Er wurde in den Kulturen, die ihn kannten und nutzten, als »heilige Pflanze«, als ein »Geschenk der Götter« verehrt.

Man sprach dem Hanf nicht nur unglaubliche Heilwirkungen bei vielfältigen körperlichen Schmerzen, Leiden und Gebrechen zu, man verehrte ihn unter anderem auch wegen seiner unerklärlichen, übernatürlichen Kräfte. Die Schamanen und Heiler der verschiedenen Kulturen hatten jeweils ihre eigenen Praktiken und Erfahrungen mit dem Hanf, aber generell kann gesagt werden, dass es zu ihren Ritualen und Zeremonien gehörte, die Blüten, oberen Blättchen und auch die Harze weiblicher Hanfpflanzen zu nutzen, um sich mithilfe ihrer psychoaktiven Stoffe auf übersinnliche Bewusstseinsreisen zu begeben.

Im Zustand des erweiterten Bewusstseins vereinten sie sich mit höheren geistigen Kräften, die ihnen die erbetene Einsicht gewähren sollten, um aktuelle Probleme zu erkennen und zu lösen. Dabei konnte es sich beispielsweise um das Leiden einer einzelnen Person handeln oder auch um den Schutz ihrer Gemeinschaft vor Unglück und Krankheit.

Bei indigenen Kulturen herrschte die allgemeine Überzeugung, dass Schamanen und Heilern die Aufgabe zukam, zwischen der physischen, irdischen Welt und den unsichtbaren, geistigen Sphären zu vermitteln und von dort auch Rat und Hilfe einzuholen. Wegen ihrer besonderen Fähigkeiten galten sie auch als Mittler zwischen Himmel und Erde, zwischen Göttern und Menschen, und so gehörte es zur Aufgabe eines Schamanen oder Heilers, im Auftrag seines Stammes Kontakt mit überirdischen Mächten aufzunehmen.

Zu diesen Kontakten konnten auch Ahnen aus dem Jenseits gehören, die um Rat oder Hilfe gebeten wurden. Interessanterweise ähneln sich viele Überlieferungen aus fernen Kulturen, und manches erinnert sogar stark an heimisches Brauchtum.

Beispielsweise hat man früher in Japan, wenn eine Frau im Kindbett verstarb, ihren Namen auf ein Hanftuch geschrieben und das Tuch mithilfe von Bambusstöcken horizontal aufgespannt. Jeder Vorübergehende

sollte Wasser auf das Tuch spritzen, bis es allmählich verrottete und auseinanderfiel. Dies war dann das Zeichen, dass die Tote in die ewige Ruhe eingegangen war. Bis Anfang des 20. Jahrhunderts gab es in einigen Gegenden Süddeutschlands und Österreichs den Brauch der Totenbretter. Anstatt in Särgen wurden Verstorbene in ein Tuch gewickelt und auf einem Brett aufgebahrt. Bei der Beerdigung hat man den Körper in die Grube gleiten lassen, anschließend das Brett mit dem Namen versehen und am Wegrand aufgestellt. Vorübergehende bekreuzigten sich, und man glaubte, die Seele wäre erlöst, sobald das Totenbrett zerfallen war.
Vielleicht wurden die Toten ursprünglich auch in Hanftücher gewickelt, das wäre gut denkbar. Hat man dem Hanf doch seit Anbeginn diese magische Wirkung zugesprochen, als heilende und »heilige Pflanze« mit den himmlischen, göttlichen Kräften in Verbindung zu stehen.
Um dieses schamanische Gedankengut nachvollziehen zu können, ist es wichtig, unvoreingenommen zu sein, denn diese Männer und Frauen waren und sind keine »Zauberer«, die versuchen würden, mit irgendwelchen Tricks zu beeindrucken. Es sind sensitiv hoch entwickelte Menschen, denen aufgrund ihrer geschulten, ganzheitlichen Wahrnehmung und innigen Naturverbundenheit der Zugang zu Ebenen und Bereichen möglich ist, der für »normale Menschen« meist nicht zugänglich und persönlich erfahrbar ist.
Aus diesem Grund waren Heiler und Schamanen zu allen Zeiten für das körperliche, physische Wohl zuständig, aber gleichzeitig immer auch für die seelische Gesundheit und Unversehrtheit. Deshalb spielten sie auch eine wichtige Rolle bei Übergangs- und Totenritualen.

Achtung!

Ich möchte ausdrücklich darauf hinzuweisen, dass die meisten der in diesem Buchteil erwähnten Anwendungen, Rezepte und Beispiele nach derzeitigem Recht nicht erlaubt sind und deshalb nur sehr bedingt zur Nachahmung infrage kommen. Sie sollen vor allem einen Einblick vermitteln, wie vielfältig und doch oft ähnlich der Hanf in den verschiedenen Kulturen von Schamanen, Heilern und Medizinern genutzt wurde und teils auch heute noch genutzt wird.

Es würde mich freuen, liebe Leser, wenn Sie Interesse oder zumindest etwas Neugier verspüren würden, sich den schamanischen Denk- und Lebensweisen anzunähern und zu öffnen. Die Hanfpflanze wird sich dabei gerne als Wegweiser und Brücke in die »Anderswelt« erweisen.

DIE BEDEUTUNG DES HANFS IN VERSCHIEDENEN KULTURRÄUMEN UND (HISTORISCHEN) WISSENSCHAFTSGEBIETEN

AYURVEDA

In der ayurvedischen Medizin, die seit Jahrtausenden in Indien praktiziert wird, heißt es, dass die Pflanzenheilkunde ursprünglich »erschaut« wurde. Das bedeutet, dass Menschen mit spirituellem Wissen und hoher Einfühlungsgabe (es ist eine »Gabe«!) innerlich mit den Pflanzen in Kontakt traten, um deren innerstes Wesen zu erspüren. Dazu stimmten sie sich mit all ihren Sinnen auf die Pflanze ein, um zu erfühlen und zu verstehen, welche Rolle und Aufgabe ihr innerhalb der Schöpfung zukam.

Diese Haltung zeigt, dass ein Schamane überzeugt ist, dass alles Sichtbare und Erfahrbare einer höheren göttlichen Ordnung unterliegt und dass alles innerhalb dieser Ordnung einen höheren Sinn erfüllt, den es zu erkennen gilt.

Vermutlich stellt der Ayurveda die älteste, auf geistiger Einsicht beruhende und am höchsten entwickelte Wissenschaft der Pflanzenheilkunde der Welt dar.

Bei den vedischen Schriften handelt es sich um Aufzeichnungen, die zwischen 1500 und 500 v. Chr. entstanden und unter diesem Sammelbegriff bekannt geworden sind. *Veda* bedeutet Wissen, und somit handelt es sich bei diesen Schriften um eine Wissenssammlung und die älteste Literatur Indiens. Noch heute gelten die vedischen Schriften als altindische Lebenskunde und das Urwissen der indischen Kultur.

In diesen Schriften wurde unter anderem eine Droge beschrieben, die

die Kraft hätte, himmlische Visionen zu verleihen und Menschen zu heilen. Bei dieser, *Soma* genannten, Pflanze könnte es sich um den Hanf gehandelt haben, denn es ist sicher, dass der Hanf bereits zu vedischer Zeit als Heilmittel verwendet wurde. In einer der Aufzeichnungen wurde er *Vijaya,* der Sieger, genannt, was auf seine große Kraft beim Überwinden von Krankheitsdämonen hindeutet. Von Viren wusste man damals noch nichts, deshalb hatte man die Vorstellung von dämonischen Kräften, die einen Menschen befallen konnten. Im *Atharva Veda* heißt es, Hanf wäre eine heilige Pflanze, weil in seinen Blättern ein Schutzengel *(Deva)* lebt.

Das wichtigste ayurvedische Lehrbuch aus dem indischen Mittelalter (800 bis 1500) ist das *Sarngadhara-Samhita*, hier findet man den Hanf unter den Namen *Vijaya* oder *bhanga.*

Pflanzen im Ayurveda

Im Ayurveda geht der Mensch mit Heilpflanzen ein inniges Verhältnis ein, und das bedeutet, an der Pflanze teilzuhaben. Denn, sind wir mit ihr eins geworden, wird sie uns mit Lebenskraft erfüllen und unsere Intuition steigern. Wenn wir die Pflanze als etwas Heiliges betrachten, kann sie ihren Beitrag leisten und ihr ureigenes Potenzial kosmischen Lebens verwirklichen, dessen Ausdruck sie ist. In diesem Sinne erfüllt der psychoaktive Hanf seine Rolle als kosmischer Mittler, verhilft dem Schamanen zu ekstatischer Trance und lässt ihn Mittel und Wege erkennen, Krankheitsdämonen zu bekämpfen und zu besiegen.

Die Wirkung des Hanfs gilt im Ayurveda als »friedvolle Berauschung«. Im Sanskrit-Text *Raja Valabha* aus dem 17. Jahrhundert heißt es, die Götter hätten den Menschen den Hanf aus Mitgefühl gegeben, damit sie die Furcht verlieren und Erleuchtung erlangen.

Heutzutage sind in der ayurvedischen Lehre folgende Eigenschaften des Hanfs von Bedeutung:

- Die Blätter wirken unter anderem **zusammenziehend, durchfallhemmend, magenstärkend und schmerzlindernd.** Sie finden Anwendung als Tee bei Durchfällen, Krämpfen und Unterleibsbeschwerden. Allerdings könne übermäßiger Gebrauch zu Verdauungsschwäche und Überempfindlichkeit führen.
- Die Samen wirken **entzündungshemmend und entblähend,** außerdem **lindernd bei Übelkeit und Brechreiz.** Sie finden Anwendung durch Einnahme von Hanfsamenöl, außerdem in der Ernährung, zum Beispiel mit Hanfsamensprossen. Die Samen enthalten keine berauschenden Wirkstoffe.
- Verwendet wird auch *Charas (ist kein Plural),* das von den weiblichen Blütenständen abgeriebene Harz, sowie *Ganja,* die möglichst samenfreien weiblichen Blütenstände, und *Bhang,* die oberen Blätter der weiblichen Pflanze. Am meisten Wirkstoffe enthält dabei das Harz (etwa 40 Prozent), deutlich weniger enthalten die frischen oder getrockneten Blütenstände (15 bis 25 Prozent), und am wenigsten enthalten die oberen, blütennahen Blätter (bis zu 10 Prozent).
- Alle Grundsubstanzen werden mit vielen anderen Zutaten zu Pulvern vermischt, um sie in zerlassenes Ghee (geklärte Butter) einzurühren oder als Teemischungen aufzubrühen. Hanfprodukte bilden im Ayurveda den Hauptbestandteil zahlreicher Medikamente. Die vielfältigen Anwendungsgebiete reichen von **Rheumatismus über Durchfallerkrankungen, Cholera, Gelbsucht, Malaria, Asthma, Nervenschmerzen, Tetanus (Wundstarrkrampf), Verdauungsschwäche, Migräne und Schlafstörungen bis zu Impotenz und Alkoholismus.**
- Bei **Durchfallerkrankungen, Tetanus und Regelstörungen** werden speziell die Blätter verordnet. Bei **Tumoren, Furunkeln oder Hämorrhoiden** wird aus frischen Blättern ein dicker Brei gemixt und äußerlich aufgetragen.

INDISCHE UND NEPALESISCHE VOLKSMEDIZIN

Im gesamten Himalajagebiet kommt der Hanf in bis über 3000 Metern Höhe als Wildpflanze vor. Trotzdem wird er in manchen Regionen auch großflächig angebaut, denn neben seiner Bedeutung als traditionelles Mittel zur allgemeinen Berauschung spielt der Hanf in Indien und Nepal auch eine wichtige Rolle in der hinduistischen Volksmedizin, die so einiges von den ayurvedischen Konzepten übernommen hat.

Die Ähnlichkeit fällt auf, wenn man einige Krankheitsbilder der volksmedizinisch genutzten Hanfzubereitungen liest: hilft bei Darmstörungen, Wurmbefall, Krämpfen, Verstopfung, Verdauungsschwäche, Wehenschmerzen, Husten, Bronchitis, Delirium, Epilepsie, Hämorrhoiden, Hautausschlägen, Wunden und Schlafstörungen.

In manchen Gegenden wird Hanf als Schmerzmittel geraucht, beispielsweise bei Knochenbrüchen. Manchmal wird der aus der frischen Pflanze gepresste Saft zur Behandlung von Hämorrhoiden äußerlich aufgetragen. Bei Bauchschmerzen wird der frische Blättersaft getrunken und auch dem Vieh bei Symptomen von Schmerzen oder Magenproblemen eingeflößt. In Indien füttert man die Tiere bei Koliken und Fieber mit Blättern und Stängeln des Hanfs. Es soll dort eine Vielzahl von Anwendungen speziell für die Tierheilkunde geben.

Von Kaschmir wird berichtet, dass man dort die gerösteten Blätter weiblicher Pflanzen und unreife Blütenstände mit Honig vermischt und als sanft wirksames Schlafmittel einnimmt. Außerdem ist es üblich, bei Augenproblemen frische Hanfblätter auf die Augenlider zu legen.

Im gesamten Himalajaraum gilt Hanfnahrung als hervorragend für die Gesundheit. Und gleichzeitig wird sie auch als Aphrodisiakum gepriesen, als ein wunderbares Mittel zur Belebung der sexuellen Lust.

Für die Hindus ist der Hanf heilig. Sie sagen: Hanf heilt den Körper, erfrischt den Intellekt und erfüllt das Herz mit Freude. Im Hanf lebt der Geist des Friedens und des Wissens.

TIBETISCHE MEDIZIN

Ursprünglich gab es in Tibet eine Art schamanischer Urreligion, aus der sich später die tibetische Medizin entwickelte. Als sich ab dem 7. Jahrhundert allmählich der Buddhismus in Tibet ausbreitete, entstanden unter diesem Einfluss ayurvedisch-buddhistische Konzepte, die unter anderem auch vom kulturellen Austausch mit Chinesen und Mongolen geprägt waren. Daraus entwickelte sich einerseits eine in Klöstern gelehrte, äußerst umfangreiche Medizin, zu deren Studium die Mönche neben Pflanzenkunde und medizinischen Fächern auch in Mathematik, Astronomie, Astrologie, Philosophie und Buddhismus unterrichtet wurden.

Die Ausbildung wurde mit einer Prüfung abgeschlossen, und anschließend wurden die ausgebildeten Ärzte in unterschiedliche Landesteile geschickt.

Daneben gab es zu allen Zeiten auch die tibetische Volksmedizin, die als reine Erfahrungsmedizin praktiziert und immer von einer Generation zur nächsten weitergegeben wurde. Diese Heiltradition wurde aber meist von ganz bestimmten Personen ausgeübt, die sich dazu berufen fühlten.

Die tibetische Medizin wird heutzutage nicht nur in Tibet praktiziert, sondern unter anderem auch in Nepal, Bhutan, Indien, China und sogar in der Schweiz, wo es eine zunehmende Akzeptanz für traditionelle tibetische Heilmittel gibt.

In der tibetischen Medizin wird der Hanf hauptsächlich dann als Arznei eingesetzt, wenn die Krankheiten und Störungen mit Leber und Galle zu tun haben. Hier geht es darum, Stoffwechselfunktionen anzuregen oder zu regulieren. Aufgrund dieser Wirkung findet der Hanf Anwendung bei Nervenerkrankungen, bei Erkrankungen der Verdauungsorgane, der Atemwege, der Lymphgefäße, der Haut und der inneren Genitalien. Hanfpräparate werden auch bei Rheumatismus, Entzündungen, Lepra, Tierbissen, Krämpfen, Durchfall, Harnverhalt und vielen weiteren Krankheiten und Störungen verordnet.

In der tibetischen Medizin werden hauptsächlich zusammengesetzte Medikamente, sogenannte Komposita, eingesetzt. Sie bestehen meist aus vielerlei Pflanzen, manchmal auch Mineralien und noch weiteren Substanzen, und sehr oft ist auch Hanf in ihnen enthalten. Die tibetische Pflanzenheilkunde ist berühmt, denn sie beruht auf der Tradition und den Erfahrungen von Hunderten von Jahren.

In der tibetischen Volksmedizin gibt es ein beliebtes Hausmittel. Dieses belebende Tonikum besteht aus den pulverisierten Blättern junger Hanfpflanzen, die mit Honig vermischt eingenommen werden. Dieses Mittel kann beispielsweise geschwächten Müttern während des Geburtsvorgangs oder direkt nach der Entbindung gegeben werden. Es soll stärken und vor dem Kindbettfieber schützen.

Dieses einfache Hausmittel kann aber auch bei vielen anderen Gelegenheiten hilfreich sein, denn es soll verlorene Lebenskräfte zurückbringen, es soll Körper und Geist jung und dynamisch erhalten, die sexuelle Potenz steigern und dabei gleichzeitig ein ruhiges, entspanntes und zufriedenes Lebensgefühl vermitteln.

Auch die Tibeter verehren den Hanf als heilige Pflanze. Denn laut der Überlieferung heißt es, dass Buddha sich während seiner sechs asketischen Jahre vor seiner Erleuchtung von einem einzigen Hanfsamen täglich ernährt hat. Deshalb gelten Hanfsamen auch als ein wichtiges Fastengericht.

Und sogar bei den klösterlichen Büchern gibt es einen Bezug zum Hanf, denn schon seit Einführung des Buddhismus werden sie auf Hanfpapier gedruckt.

SÜDOSTASIATISCHE MEDIZIN

Es wird angenommen, dass der Hanf aus Indien oder vom Himalaja ins hinduistische Kambodscha und nach Südostasien gelangte. Die vielen Medizinsysteme der einzelnen Völker vereinen dort Elemente aus dem Ayurveda, aus der chinesischen Medizin, aus schamanistischen und buddhistischen Einflüssen und eingeborener Heilkunst.

Hanf ist deshalb im südostasiatischen Raum zwar allgemein bekannt, doch seine Nutzung ist stark eingeschränkt. Denn der Gebrauch als Rauschdroge ist streng verboten, und der medizinische Gebrauch ist gesetzlich geregelt. Beispielsweise dürfen in Thailand die Blätter, Blüten und Stängel des Hanfs seit 1971 nur noch in Kombination mit anderen Heilmitteln verordnet oder benutzt werden. Die ayurvedische Anwendung des Hanfs in Thailand entspricht weitgehend der indischen, denn traditionell wird der Hanf hier als Beruhigungsmittel, bei Magenproblemen und Verdauungsschwäche, bei Krebs, Migräne, Neuralgien und Rheumatismus eingesetzt.

In Thailand wird aus getrocknetem Hanf und feinen Spänen von weißem Sandelholz ein Teeaufguss zubereitet, der gegen Schwindelanfälle getrunken wird. Dieser Tee soll auch die Funktionen von Herz, Lunge und Leber anregen. Bei asthmatischen Beschwerden hat man selbst angebauten Tabak mit Blüten von Cannabis indica zu gleichen Teilen gemischt, in Zigarettenpapier gerollt und geraucht.

Wegen der strengen Gesetze kommt es in Thailand häufig zu einer Hanfknappheit. Die härtesten Drogengesetze der Welt gibt es allerdings in Malaysia. Dort ist Cannabis strengstens verboten, und der Besitz von Hanf kann sogar mit dem Galgen bestraft werden. Dadurch ist nicht nur der Gebrauch als Genussmittel, sondern auch der medizinische Einsatz sehr stark zurückgegangen.

Den malaysischen Heilern und Schamanen sind die psychoaktiven Wirkungen des Hanfs sehr vertraut, denn er gehört zu ihrem traditionellen Arzneischatz. Zu diesem altbewährten Wissen gehören unter anderem schmerzlindernde, narkotische und aphrodisierende Mixturen sowie Mittel zur Behandlung von Lepra. Aber es ist wirklich ein Dilemma, wenn Mittel, die helfen könnten, strengstens verboten sind und ihre Anwendung radikal bestraft wird.

Ganz anders ist es in Laos, Kambodscha und Vietnam. In diesen Ländern ist Hanf als Heilmittel legal und überall leicht zu haben. Er wird zur Entspannung und als Schmerzmittel genutzt, speziell bei Migräne. Manchmal wird Kranken prophylaktisch etwas Hanf unter die sonstigen Arzneimittel gemischt, damit sie sich besser fühlen und wieder Appetit bekommen. Zum selben Zweck werden auch sogenannte Dekokte (Abkochungen) hergestellt. Man lässt zerkleinerte Hanfpflanzen einige Zeit köcheln, gießt sie ab und gibt dem Kranken vor dem Mittag- und Abendessen eine Tasse davon zu trinken.

In Kambodscha wird das getrocknete Hanfkraut sogar überall auf den Märkten angeboten, denn es wird gerne als Genussmittel verwendet, ist aber auch ein beliebter Bestandteil sehr schmackhafter, würziger Suppen, die in vielen kambodschanischen Restaurants angeboten und gegessen werden.
Aus der kambodschanischen Volksheilkunde stammt der Ratschlag, bei Malaria zweimal täglich je 500 Gramm männliche und weibliche Hanfblätter mithilfe eines Wasserbades zu inhalieren.
Damit Mütter nach der Entbindung schneller wieder zu Kräften kommen, gibt es in Kambodscha verschiedene Hanfpräparate wie Tinkturen, Tees und Dekokte aus Hanfblüten, außerdem spezielle Zubereitungen zur Anregung der Milchproduktion.
In der traditionellen vietnamesischen Heilkunst werden hauptsächlich die Samen, getrocknet oder geröstet und zu Pulver vermahlen, medikamentös eingesetzt. Sie werden vor allem bei Zuständen von Verwirrtheit, Gedächtnisstörungen, vorzeitigem Altern, Geburtsschmerzen, ausbleibender Regel und Blutvergiftung verordnet.
In Laos wird der Hanf weniger verwendet als in den Nachbarländern. Das mag damit zusammenhängen, dass hier das Opium als wichtigstes Volksheilmittel gilt. Hanftees oder Abkochungen aus Blättern und Blüten sind noch bei Bauchschmerzen oder ähnlichen Beschwerden üblich. Das Rauchen von Joints ist relativ verbreitet, obwohl der Hanf offiziell nicht so leicht erhältlich ist wie in Kambodscha oder Vietnam.
Bei den mongolischen Schamanen im Altai gibt es eine Medizin, die als Allheilmittel gilt. Sie wird aus Hanf, Wacholder und Fledermauskot bereitet und zählt in der russischen Volksmedizin zu den Stärkungsmitteln. Außerdem pflegen die mongolischen Schamanen die Tradition, aus Wacholdernadeln, vermischt mit den Blüten von Cannabis ruderalis, dem wild wachsenden Hanf, sowie weiteren Zutaten aromatisches Räucherwerk herzustellen, um die schamanische Trance einzuleiten.

Schamanisches Räucherwerk

Zutaten:
Wacholdernadeln oder -zweigspitzen
weibliche Hanfblüten
etwas Thymiankraut
Fichten-, Tannen- oder Kiefernharz

Anwendung:
Die Zutaten werden auf eine glühende Räucherkohle oder ein Stück glimmenden Zunderpilz gegeben. Während der Rauch inhaliert wird, kommt es durch die Hanfblüten zu einer psychoaktiven Wirkung, die einen tranceartigen Zustand auslösen kann.
Da der Gebrauch THC-haltiger Hanfblüten (zumindest derzeit) nicht erlaubt ist, können anstatt der Hanfblüten THC-freie, getrocknete Hanfblätter verwendet werden, die einen leicht würzigen, sehr angenehmen Duft verbreiten. Um einen tiefen, angenehmen Entspannungszustand zu erreichen, können Sie gegen Ende der Räucherung noch getrocknete Blüten von Duftrosen, Mädesüß oder Eberraute auflegen.

RUSSISCHE VOLKSMEDIZIN

In Russland hatte die Volksmedizin von jeher große Bedeutung, da es so viele abgelegene Gebiete gibt, in denen eine herkömmliche medizinische Versorgung gar nicht möglich war. Deshalb spielte der Gebrauch von Kräutern eine außerordentlich wichtige Rolle, und unter all diesen Heilpflanzen nahm der Hanf eine besondere Stellung ein. Die wild wachsende Art, Cannabis ruderalis, kommt auch heute noch häufig vor und ist möglicherweise einst von den skythischen Reitervölkern von Russland aus in die Gebiete Asiens verbreitet worden.

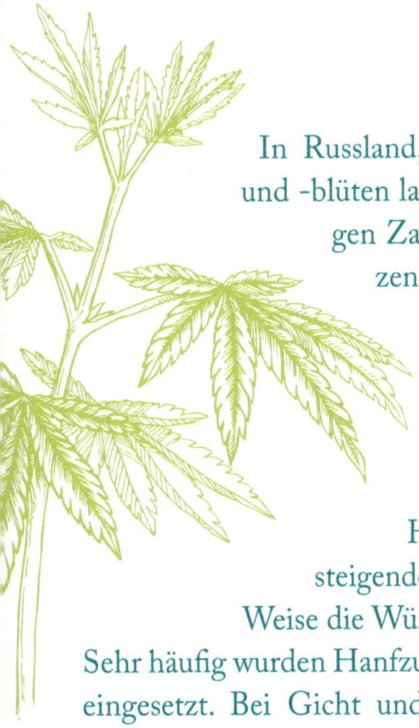

In Russland, Polen und Litauen waren Hanfsamen und -blüten lange Zeit das einzige bekannte Mittel gegen Zahnschmerzen. Man glaubte, die Schmerzen würden durch Würmer verursacht. Damit sie herausfallen, sollte der Leidende etwas Hanf auf heiße Steine werfen und den aufsteigenden Rauch inhalieren.

In der Ukraine war es üblich, einen Hanfschleim zu kochen und die aufsteigenden Dämpfe zu inhalieren, um auf diese Weise die Würmer zu vertreiben.

Sehr häufig wurden Hanfzubereitungen auch bei anderen Schmerzen eingesetzt. Bei Gicht und Rheuma verwendete man das Öl der zerquetschten Hanfsamen, um es auf die schmerzenden Bereiche aufzutragen. Außerdem war es üblich, aus Hanfblüten, Bienenwachs und Olivenöl eine Paste herzustellen, um damit Wunden zu behandeln.

Im alten Zarenreich wurden Hanfzubereitungen nicht nur medizinisch verwendet, sie hatten auch rituelle Bedeutung.

Beispielsweise wurden in der Weihnachtsnacht Hanfsamen zu einer Suppe verkocht (siehe Rezept auf S. 157), die am Weihnachtsabend immer als Erstes auf den Tisch kam. Diese Suppe galt als »Seelenspeisung« und Opfergabe zu Ehren der verstorbenen Ahnen. Und es war Teil des Ritus, für die zuletzt verstorbenen Familienmitglieder den Platz am Tisch mit aufzudecken.

Den weiblichen, psychoaktiven Blüten hat man magische, auch Unheil abwehrende Kräfte zugeschrieben. Unter anderem galten die in der Johannisnacht gesammelten Blüten in der Ukraine als Amulette, die vor Hexerei und vor dem »bösen Blick« schützen sollten.

Selbst aus Hanffasern gewebte Hemden sollten magische Kräfte besitzen. In der Ukraine wird die Geschichte von einem Drachen erzählt, der die Menschen unterdrückte und hohen Tribut forderte. Der Drache konnte nur von einem Mann besiegt werden, der ein Hanfhemd trug, und so bescherte der Hanf den Menschen am Ende die Freiheit – eine schöne Metapher.

ORIENT

Für die Mesopotamier und Sumerer hatten Krankheiten ihren Ursprung in jenseitigen Schattenreichen, von wo sie durch bösartige Geister und Dämonen auf die Menschen übertragen wurden. Deshalb war der Exorzismus bei den Mesopotamiern die wichtigste Therapie, und es gab genaue rituelle Vorschriften, nach denen die Vertreibung des Krankheitsdämons vorgenommen werden sollte. Zur Durchführung gehörten neben Medikamenten auch Räucherungen, Beschwörungen und magische Gesänge. Auch der Hanf nahm neben anderen Heilpflanzen, bestimmten Gewürzen, Baumharzen und Früchten eine wichtige Rolle ein, da er für die Austreibungsrituale zu magischem Räucherwerk verarbeitet wurde. Ähnliche Rituale sind auch aus dem alten Ägypten überliefert.
In Mesopotamien gehörte der Hanf zu den wichtigsten Heilmitteln und wurde unter anderem bei Blasenleiden, Rheumatismus, Schlaflosigkeit und schmerzhafter Bronchitis eingesetzt. Außerdem wurden verschiedene medizinische Tränke hergestellt, die Potenzstörungen beheben sollten.
Von den Assyrern ist überliefert, dass bei ihnen die Hanfpflanzen als Mittel gegen Leibschmerzen ausgekocht wurden. Anschließend wurde der Sud mit einem Klistier verabreicht. Zusätzlich hat man den Leib mit Hanfsamenöl eingerieben.
Außerdem haben die Assyrer eine Art Hanfbier gebraut, das als gesundheitsfördernd galt. Es wurde als Allheilmittel angesehen und speziell gegen solche Krankheiten getrunken, die durch Hexerei verursacht wurden. Dazu zählten sämtliche Krankheiten und Leiden, die einem durch »böse Absicht« angehängt wurden, durch Bosheit, Missgunst, Eifersucht oder Hass. Man glaubte an die Wirkung von Verwünschungen und anderer negativer Kräfte.
Es ist möglich, dass die Assyrer das Inhalieren von Hanfrauch von den Skythen übernommen haben. Jedenfalls ist überliefert, dass die Assyrer den Hanfrauch eingeatmet haben, um von Sorgen, Nöten und Trauer befreit zu werden. Es gilt als sehr wahrscheinlich, dass der Hanf auch regelmäßig in den Tempeln zum Einsatz kam, da vor dem Beginn von Zeremonien oder Ritualen immer Räucherwerk abgebrannt wurde.

Es wird davon ausgegangen, dass der Hanf bereits im alten Israel als Schmerzmittel verwendet wurde, denn israelitische Archäologen fanden in einem etwa 1700 Jahre alten Familiengrab das Skelett eines etwa 14-jährigen, hochschwangeren Mädchens. Neben ihren Überresten entdeckten die Forscher eine eingetrocknete Mischung aus Haschisch, Kräutern und Früchten, die vermutlich die Geburtsschmerzen lindern sollte. Doch dieses Mittel konnte ihr offenbar nicht helfen, und ein Kaiserschnitt war zu dieser Zeit noch nicht bekannt.

IM ALTEN ÄGYPTEN

Der ägyptischen Göttin Isis wurden große Zauberkräfte nachgesagt, sie stand im Ruf außergewöhnlicher Klugheit und war vor allem auch die Göttin der Zauber- und Heilpflanzen. Unter ihrem Schutz stand auch der Hanf.

Die ägyptische Heilkunst war weit über ihre Landesgrenzen hinaus bekannt, und Homer (9./8. Jahrhundert v. Chr.), der berühmte griechische Poet, glaubte, dass Ägypten die Heimat der gelehrtesten Ärzte der Welt sei. Es gäbe dort fruchtbaren Boden, der Drogen im Überfluss hervorbringe. Manche von ihnen wären Heilmittel, andere wären Gifte.

Als wichtigste Quellen für altägyptische Pharmazie gelten die medizinischen Papyri. Es muss sehr viele solcher medizinischen Aufzeichnungen gegeben haben, bisher sind jedoch nur wenige Schriftrollen als Fragmente gefunden worden.

In einem Papyrus von 2700 bis 2400 v. Chr. finden sich Abhandlungen zur Wundmedizin und traumatologischen Chirurgie. In einem Papyrus von ungefähr 1900 v. Chr. sind einige Heilmittel aufgelistet. Die bisher umfangreichste Schrift mit medizinischen Rezepten stammt aus der Zeit von 1550 v. Chr., doch leider sind die Namen der Heilmittel nicht eindeutig zu bestimmen. Auch die Identifikation des Hanfs ist etwas problematisch, doch durch die Pollenanalyse der modernen Archäologie ist man inzwischen einen Schritt weiter gekommen.

So hat man beispielsweise im Grab von Amenophis IV Teile von Hanfpflanzen gefunden, und an der Mumie von Ramses II konnten Hanfpol-

len nachgewiesen werden. Somit ist der rituelle Gebrauch von Hanf im Totenkult bereits für die Dynastie des Neuen Reichs im 2. Jahrtausend v. Chr. nachgewiesen.
Des Weiteren gibt es Aufzeichnungen zur Verwendung von Hanf als Heilmittel:

- **Zur Behandlung der Augen** bei Glaukom (grüner Star) wird der Hanf zerquetscht und im Tau der Nacht gelassen. Am Morgen sollen dann beide Augen des Patienten mit der Flüssigkeit gewaschen werden.
- Aus frischen Hanfblättern und weißem Öl wurden Salben **gegen Entzündungen** hergestellt. Weitere Zutaten wurden nicht angegeben.
- Neben dem opiumhaltigen Mohn benutzten die Ägypter den Indischen Hanf **zur Beruhigung und als krampfstillendes Mittel.**
- Vermutet wird, dass Hanf ein Bestandteil der Gebräue war, die den Patienten **vor dem heilsamen Tempelschlaf** verabreicht wurden.
- Ferner wird angenommen, dass im alten Ägypten THC-reiche Hanfprodukte **während Totenritualen** genutzt wurden, da bei einigen Mumien hohe Cannabinoid-Konzentrationen nachgewiesen werden konnten.
- Der Gebrauch von Haschisch (Hanfharz) als Rauschdroge wird für Ägypten in das 12. Jahrhundert n. Chr. datiert, zu dieser Zeit wurde es von syrischen Mystikern nach Ägypten gebracht. Zunächst wurde es für Meditationen und zur Erzeugung mystischer Visionen benutzt, aber später, etwa ab dem 16. Jahrhundert, nutzte man bevorzugt Kügelchen aus pulverisierten Hanfblättern. Seitdem hat sich der Gebrauch von Haschisch in Ägypten immer weiter verbreitet.

BEI RÖMERN UND GRIECHEN

Plinius der Ältere war Römer, bezog sein naturkundliches Wissen allerdings überwiegend aus griechischen Quellen. Über die medizinischen Eigenschaften des Hanfs schrieb Plinius, dass er ursprünglich mit raueren Blättern in den Wäldern gewachsen sei.

Diese Hanfblätter, ins Wasser der Lasttiere gegeben, würden gegen Durchfall helfen. Wenn man die Wurzel in Wasser kocht, helfe sie bei Gichtanfällen und lasse auch steif gewordene Gelenke wieder beweglich werden. Auf Brandwunden solle man die rohe Wurzel auflegen, aber immer wieder wechseln, bevor sie austrocknet.

Plinius beruft sich in seinen Ausführungen hauptsächlich auf seinen griechischen Zeitgenossen Dioskurides, dessen Arzneimittellehre zur damaligen Zeit das einflussreichste Werk war und neben den Römern und Arabern später auch noch Autoren des Mittelalters und der Renaissance beeinflusst hat.

Der Grieche Pedanios Dioskurides lebte im 1. Jahrhundert n. Chr., war Arzt im Gefolge des Heeres und hatte somit Gelegenheit, sein Wissen über Botanik und Pharmakologie auf den Feldzügen einzusetzen und viele unterschiedliche Arzneimittel an den Soldaten auszuprobieren. Sein eigenes Wissen stammte unter anderem aus den Schriften *Historia Plantarum* von Theophrast und Abhandlungen des Wurzelgräbers Krateuas.

Dioskurides schrieb unter anderem, die runden Früchte des Hanfs, reichlich genossen, würden die Zeugung vernichten. Aber die grünen (unreifen) Früchte, zu Saft verarbeitet und ins Ohr geträufelt, wären ein gutes Mittel gegen Ohrenleiden.

Der römische Arzt Claudius Galen lebte von 131 bis 201 n. Chr. und gilt als der bedeutendste Repräsentant der Medizin des Altertums. Er studierte Medizin in Smyrna, Korinth und Alexandria, sammelte Erfahrungen bei Reisen nach Syrien, Phönizien, Palästina und Zypern und hatte somit ein unglaublich breit gefächertes Wissen, auch über Heilpflanzen, und soll viele medizinische und philosophische Bücher verfasst haben. Leider sind davon nur wenige erhalten geblieben.

Galen beschrieb als Erster die Bedeutung von Hanf als berauschende Droge und Mittel zur Steigerung des Wohlbefindens, während Dioskurides sich der rein medizinischen Anwendung gewidmet hatte.

Er beschrieb die Sitte, dass in Italien zum Nachtisch kleine Marihuana-haltige Kuchen gereicht würden, um die Lust am Trinken zu erhöhen. Im Übermaß genossen, würden sie allerdings betäubend wirken. Er berichtete auch, dass es zum guten Benehmen und zur Gastfreundschaft gehörte, seinen Besuchern Hanf anzubieten, denn er galt als Förderer der Fröhlichkeit. Zu den Hanfsamen bemerkte er, sie wären schwer verdaulich, unbekömmlich, würden die Winde aus dem Unterleib vertreiben und Kopfschmerzen erzeugen.

In einem späteren Manuskript aus dem 13. Jahrhundert beruft sich der Verfasser auf die Nutzung von Hanf in der antiken Medizin und schreibt, Cannabis silvatica wachse an trockenen Plätzen, Wegrändern und Einfriedungen. Seine Empfehlung lautet, man solle bei Schmerzen der Brustwarzen zerriebenen Cannabis silvatica mit Fett vermischen und auftragen. Dies würde ohne Verzögerung Geschwüre vertreiben und Ansammlungen von schlechten Säften auflösen.

Griechischer Hanfwein

In einen Liter Retsina (geharzten Weißwein) oder einen trockenen griechischen Weißwein gibt man einen Teelöffel Harz vom Myrrhestrauch und eine Handvoll weibliche Hanfblüten und lässt das Ganze für eine Woche ziehen.

Der Zusatz von Myrrheharz und Hanfblüten schenkt heitere und entspannte Stimmung und kann bewusstseinserweiternde Erfahrungen bewirken.

Vor dem Trinken wird der Wein abgeseiht und in kleinen Schlucken wie eine Medizin eingenommen.

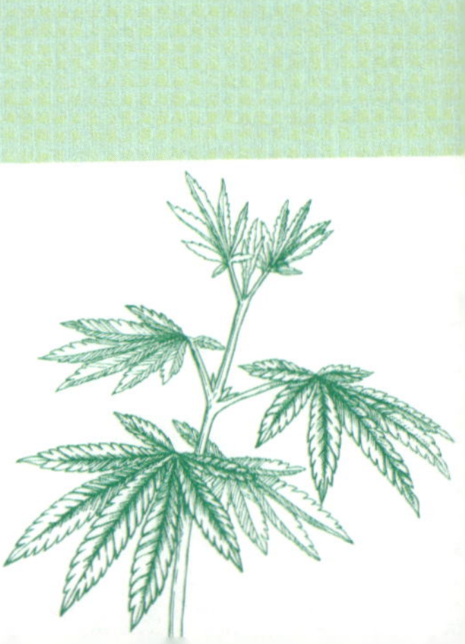

ISLAMISCH-ARABISCHE MEDIZINLEHREN

In der islamisch-arabischen Welt ist die medizinische Anwendung von Hanf erlaubt und gesellschaftlich etabliert. Auch das Rauchen von Haschisch als Genussmittel ist weit verbreitet und allgemein akzeptiert.
Die medizinische Literatur ist durchwegs in arabischer Sprache verfasst, obwohl neben Moslems einige der Autoren auch Juden oder Christen waren. So hinterließen neben Arabern auch Spanier, Perser und Griechen Medizinliteratur in arabischer Sprache.
Die arabische Medizin erlebte ihre Blütezeit im frühen Mittelalter. Zu dieser Zeit wurden aber nicht nur eigene Werke verfasst, es wurden auch die klassischen Schriften der Griechen und Römer wie Plinius, Dioskurides, Hippokrates und Galen ins Arabische übersetzt.
In der arabischen Literatur wurde viel Aufmerksamkeit auf die Toxikologie gerichtet, auf die Lehre von den Giftstoffen. Es existieren unzählige Texte, die sich mit der Herstellung, Anwendung und Wirkung des *Theriaks* befassen, der neben Opium, Schlangenfleisch, Kräutern und Gewürzen sehr häufig auch Hanf enthielt. *Theriak* galt als universelles Antidot, als ein wirksames Gegengift und Allheilmittel. *Theriak* ist übrigens auch heute noch in deutschen Apotheken erhältlich, allerdings ohne Opium und Hanf – und vermutlich auch ohne Schlangenfleisch.
In der arabischen Literatur findet man den Hanf fast ausschließlich unter dem Namen Haschisch, was eigentlich so viel wie »Kräuter« heißt und ursprünglich ein Deckname für die berauschende Pflanze war. Denn obwohl das Kiffen in manchen muslimischen Ländern toleriert wird, ist der Hanfgenuss eigentlich verboten und wird gelegentlich auch sehr streng bestraft. Früher brachte man den Gebrauch der »Kräuter« häufig mit dem Geheimorden der Sufis in Zusammenhang. Dieser mystische Orden wurde bereits im 8. Jahrhundert gegründet und verbreitete sich rasch über die islamische Welt. Die Sufis galten als gesetzlos und waren bei den Herrschenden unbeliebt, obwohl viele von ihnen als Alchemisten, Ärzte oder Drogisten von hoher Bildung waren.
Bekannt wurden die Sufis vor allem durch ihren »Derwischtanz«, aber sie haben auch eine ekstatische Musik entwickelt und vor allem auch viele psychoaktive Drogen entdeckt, die sie rituell und medizinisch ver-

wendet und weltweit verbreitet haben. So geht man davon aus, dass sie für die Verbreitung des Opiums zur Erzeugung mystischer Erlebnisse und göttlicher Visionen gesorgt hätten. Auch die Entdeckung des stimulierenden Kaffees soll auf ägyptische und äthiopische Sufimönche zurückgehen, da sie nach Mitteln suchten, die das Einschlafen während ihrer langen Meditationen verhindern sollten. Und da sie bereits bewusstseinsverändernde Pilze kannten, verwundert es nicht, dass ihnen auch die Entdeckung der berauschenden Hanfdroge zugeschrieben wird.

Es gibt die Geschichte von der Entdeckung des Haschisch durch Scheich Haidar. Er war der Begründer des Haidari-Sufi-Ordens von Kharasan, lebte in vollkommener Zurückgezogenheit in einem Kloster in den Rama-Bergen und übte sich dort in langen Meditationen. Eines Tages bemerkte er während eines Spaziergangs, dass es absolut windstill war. Aber eine buschige Pflanze, auf die sein Blick fiel, wiegte sich wie im Wind, sanft hin und her. Er deutete dies als ein Zeichen göttlicher Offenbarung, verspeiste einige Blätter und Blüten und erlebte eine spontane Erleuchtung.

Begeistert von dieser fantastischen Wirkung forderte er seine Schüler auf, dieses Geschenk des allmächtigen Gottes zu verzehren, um die Schattenseite ihrer Seele zu überwinden, damit ihr Geist sich erhellen würde.

Obwohl die Schüler dieses Geheimnis für sich behalten sollten, dauerte es nicht lange, und schon bald war das Haschisch in der islamischen Welt bekannt.

Der Sufi-Arzt ar-Razi (865–925) beschrieb als Erster die Heilkraft des Hanfs bei Epilepsie. Und sein Zeitgenosse und Arzt Ibn Wahshiyah warnte in seinem Buch der Gifte bereits davor, Haschisch mit anderen Drogen zu vermischen.

Für die Sufis ist der Hanf ein »heiliges Kraut«, das sie auf dem mystischen Weg zu Gott begleitet. Sie lieben den Genuss von Haschisch, denn es erhöht das Vergnügen beim Hören von Musik, verstärkt die Verzückung beim Tanz und gilt als perfektes Instrument, sich Gott in der Ekstase anzunähern.

BEI DEN GERMANEN

Der aphrodisisch wirkende Hanf war der germanischen Liebesgöttin Freyja geweiht. Sie wurde verehrt als die große Göttin der Liebe und Erotik, der Fruchtbarkeit und des Frühlings. Sie war die Schutzgöttin aller Gebärenden und die Hüterin des Lebens.

In der romantischen Oper Tannhäuser von Richard Wagner wird eine Venushöhle im Thüringer Hörselberg besungen, aber niemand hat bisher diese Liebeshöhle finden können. Bei den Römern entsprach Venus der germanischen Freyja, und man glaubte, diese Venushöhle wäre ein Ort voller ekstatischer Liebeslust.

Doch eine andere Höhle wurde nahe Eisenberg entdeckt, und die dort gefundenen Hanfsamen zeigen, dass die Menschen den Hanf schon sehr früh entdeckt haben müssen. Doch wie die Thüringer Höhlenmenschen den Hanf damals genutzt haben, ging aus den Funden leider nicht hervor. Dieser bisher älteste archäologische Hanffund von Eisenberg stammt aus der Zeit der Bandkeramik, also noch aus vorgermanischer Zeit, und ist etwa 7500 Jahre alt.

Aber auch für die frühe germanische Zeit gibt es archäologische Belege. Denn in der Asche einer Graburne aus Wilmersdorf in Brandenburg wurden die Samen von Cannabis sativa entdeckt. Dieser Fund wird auf das 5. Jahrhundert v. Chr. datiert. Aus dem gleichen Zeitraum fand man in südgermanischen Gräbern Hanfsamen, -fasern und -blüten. Das beweist, dass der Hanf bereits in prähistorischer Zeit von den südgermanischen Stämmen rituell, und zwar als Grabbeigabe, genutzt wurde.

Das macht zum einen deutlich, wie sehr der Hanf geschätzt wurde, weil man den Toten nur das Allerbeste und Allerwichtigste mit auf die Reise gab, aber es zeigt auch, wie wichtig es den Angehörigen war, dass die Seele heil ins Jenseits gelangte.

Bei den Germanen, die ursprünglich vor allem Bauern waren, hieß der Hanf je nach Gegend *hanaf*, *hanef* oder auch *hanapiz*.

Interessanterweise durfte der Hanf bei den Germanen nur von Frauen ausgesät, versorgt und geerntet werden. Diese Tätigkeiten wurden als rituelle Handlungen betrachtet, denn die Fruchtbarkeit des Feldes sollte durch die weibliche schöpferische Kraft dieser Frauen genährt werden. Und das war sicher ganz im Sinne von Freyja.

Überliefert ist unter anderem auch, dass die Stängel des Hanfs bei der rituellen Austreibung des Winters verwendet wurden. Die Menschen lebten damals in dem Bewusstsein, dass der Frühling nur Einzug halten könnte, wenn der Winter vorher ausgetrieben wurde. Die karge und kalte Zeit sollte endlich enden, um für den Frühling Platz zu machen. Gegen Ende des Winters waren die Menschen und Tiere ausgehungert, und alle sehnten sich danach, dass endlich alles von Neuem wachsen und gedeihen würde.
Für die Winteraustreibung legte man die Stängel quer auf zwei Gartenböcke und ließ sie dann mithilfe einer Gerte in die Luft schnellen. Diese fliegenden Hanfstängel stellten die Pfeile des Frühlings dar, durch die der Winter fortgeschossen wurde. Hatte man den Winter vertrieben, erstrahlte die Erde schon bald in der immer höher steigenden Sonne, die dafür sorgte, dass sich Wiesen, Felder und Wälder schon bald wieder in frischem, saftigem Grün zeigten.
Bei den germanischen Völkern symbolisierte der Hanf die Fruchtbarkeit. Man sah, dass Hühner, denen man Hanfsamen zu fressen gab, den ganzen Winter über Eier legten. Bei einigen slawischen Völkern war das Hanfsäen als Liebesorakel bei jungen Mädchen sehr beliebt. Fragen zum zukünftigen Bräutigam, zur Zahl der Kinder und ähnlichen Themen waren von großer Bedeutung. War es doch ein wesentlicher Unterschied, ob man durch Heirat zu einer Bäuerin wurde oder ob man als Ledige sein Leben lang Magd blieb. Der Hanf als Pflanze der Liebesgöttin sollte die Antwort bringen.

MITTELALTERLICHE HILDEGARD-MEDIZIN

Die katholische Nonne und spätere Äbtissin Hildegard von Bingen (1098–1179) wurde auch die »Mystikerin vom Rhein« genannt. In gewisser Weise führte sie die Tradition der altgermanischen Seherin, Heiligen und Ärztin fort, deren besondere Kräfte und Fähigkeiten bereits vom römischen Geschichtsschreiber Tacitus (1. Jahrhundert n. Chr.) erwähnt wurden. Er schrieb über diese eindrucksvollen Frauen in seiner *Germania,* dass ihnen etwas Heiliges und Seherisches zu eigen wäre. Ihre Ratschläge und Bescheide würden deshalb weder missachtet noch verworfen. Eine *Veleda* wäre lange Zeit als göttliches Wesen betrachtet worden, aber auch früher schon verehrten die Germanen eine *Albruna,* eine »Allwissende«, aber nicht in Unterwürfigkeit, sondern in echter Achtung und Bewunderung. Die Kraft germanischer Frauen hielt sich bis ins späte Mittelalter. Doch durch die Kirche wurden diese Frauen verfolgt, gefoltert und schließlich als »Hexen« auf dem Scheiterhaufen verbrannt. Hildegard von Bingen wuchs als kränkliches, schwindsüchtiges Mädchen auf, hatte schon als Kind visionäre Erfahrungen und musste lange Zeit um die kirchliche Anerkennung kämpfen, denn Visionäre wurden von der Kirche immer mit großem Misstrauen betrachtet, weil sie meist von der offiziellen Kirchenlehre abwichen. Die meisten wurden deshalb als sogenannte Ketzer zum Tode verurteilt. Dass Hildegard diesem Schicksal entging, hatte sie möglicherweise ihrer adeligen, einflussreichen Herkunft zu verdanken. Jedenfalls wurde ihr auf der Trierer Synode von 1147/48 durch eine päpstliche Prüfungskommission der »Status von Privatoffenbarungen« zuerkannt.

Hildegard von Bingen berief sich in ihren Schriften nicht allein auf Visionen, sie unterhielt auch einen Klostergarten mit Nahrungs-, Gewürz- und Heilpflanzen und studierte vor allem die antiken und arabischen Schriften zur Arzneimittellehre und Heilkunst. In ihrer *Physika* schrieb sie über den Hanf, dass er »warm« wäre und am besten wachse, wenn die Luft weder sehr kalt noch sehr warm wäre. Dies entspräche seiner Natur. Der Samen enthalte Heilkraft und wäre für gesunde Menschen sehr heilsam zu essen, weil er in ihrem Magen leicht und nützlich wäre, den Schleim einigermaßen aus dem Magen wegschaffe und leicht verdaut werden könne. Er vermindere die üblen Säfte und mache die guten Säfte stark.

Sie schreibt auch darüber, dass Hanf »Schmerzen im Kopf« verursachen könne, wenn jemand Hanf isst, der im Kopf krank ist und ein leeres Gehirn hat. Wenn aber jemand einen gesunden Kopf habe und ein volles Gehirn, dem schade der Hanf nicht.

Spielt sie damit bereits auf die heutigen Erkenntnisse an, dass Menschen mit bestimmten psychischen Erkrankungen kein Cannabis konsumieren sollten, weil es bei ihnen zu Symptomen wie Angstzuständen und Panikattacken führen kann? Hatte sie in ihrem Kräutergarten vielleicht Hanfpflanzen, die in kleinen Mengen Haschisch produzierten?
Wenn jemand sehr krank wäre, würde der Hanf im Magen etwas Schmerz bereiten. Aber demjenigen, der nur mäßig krank wäre, würde das Gegessene nicht schaden.

Leider ist nicht klar, was Hildegard genau mit »sehr krank« meint. Aber diese Aussage könnte als Warnung gedeutet werden, dass der Hanf bei ernsteren Diagnosen möglicherweise nicht die richtige oder ideale Therapie ist.
Weiter schreibt sie, wer einen »kalten Magen« habe, der solle Hanf in Wasser kochen, das Wasser ausdrücken und dann den Hanf in ein Tüchlein wickeln. Man lege das Tüchlein möglichst warm auf den Magen und wiederhole dies immer wieder, weil es den Magen stärkt und in seinen gesunden Zustand bringt.
Zum Verbinden von Geschwüren und Wunden empfahl Hildegard ein aus Hanf gefertigtes Tuch, weil die Wärme in ihm mäßig wäre. Diese Empfehlung ist gut nachvollziehbar, da Baumwolle zu ihrer Zeit noch nicht bekannt war, Leinen eher kühlend wirkt und Wolle wegen ihrer wärmenden Eigenschaften für Wunden und Geschwüre, die möglicherweise zur Entzündung neigten, nicht geeignet war.
Zur Zeit der Hildegard von Bingen war der Hanf noch eine erlaubte und vielseitig genutzte Pflanze. Die meisten Heilkundigen kannten ihn aus der Klostermedizin, er spielte aber auch eine wichtige Rolle in der Volksheilkunde der einfachen Menschen auf dem Land. Für sie hatte das den großen Vorteil, dass der Hanf überall wuchs und so selbst den Ärmsten frei zur Verfügung stand. Eine sehr wichtige Aufgabe kam damals den Hebammen zu, die den Hanf während der Entbindung zur Entspannung der Muskeln, aber auch zur Linderung und Betäubung nutzten, wenn die Schmerzen unerträglich wurden.

BEI DEN BOTANIKERN

Mit der Erfindung des Buchdruckes (um 1440) kam es zu einer Revolution des bis dahin vorherrschenden Weltbildes, das die Kirche den Menschen vorgegeben hatte. Die Wissenschaften emanzipierten sich zunehmend von den starren Vorstellungen des Mittelalters, und so kam es in der Kirche zum ersten Bruch, zur Reformation. Das neue Denken fand seinen Ausdruck in Büchern und orientierte sich zunehmend an der Zukunft. Gleichzeitig veränderten neu eingeführte, exotische Drogen das Leben.

Zu dieser Zeit des schnellen Wandels entstanden die naturwissenschaftlichen Bücher von Autoren, die als »Väter der Botanik« in die europäische Kulturgeschichte eingegangen sind. Dazu gehören unter anderen: Otto Brunfels (um 1490–1534), Leonard Fuchs (1501–1566) und Hieronymus Bock (1498–1554). Auch Schüler wie Johann Jakob Theodor, genannt Tabernaemontanus (1522–1590), oder Adam Lonitzer, genannt Lonicerus (1528–1586), können hier genannt werden.

In der ersten Hälfte des 16. Jahrhunderts entstanden mehrere medizinisch-botanische Werke, die alle eine sehr weite Verbreitung fanden. Alle »Väter der Botanik« kannten den Hanf und unterschieden zwischen dem »zahmen Hanf«, also der angebauten Pflanze, und dem »wilden Hanf«. Bock schrieb: »der wild Hanff ist ein Unkraut in unserm Land«, doch trotz dieser Bemerkung empfahl er den wilden Hanf als medizinische Anwendung gegen »Rotlauf« (Wundrose). Man sollte das Kraut des wilden Hanfs zerstoßen und als Umschlag auf die entzündete Wunde geben, so würde das Feuer gedämpft, Hitze und Schmerzen würden sich beruhigen.

Auch gegen die Bauchwürmer von Pferden wusste er ein Rezept. Man sollte eine Hanfpflanze für eine Weile in Wasser köcheln lassen und dem von Parasiten befallenen Pferd die abgekühlte Flüssigkeit einflößen.

Otto Brunfels empfahl bei Gliederschmerzen, die gekochte Wurzel als Umschlag zu verwenden. Außerdem würden »Hanffsamen inn Milch gesotten und ganz warm gedruncken, heissendruckenen Husten vertreiben«.

Außer Bock stimmten alle »Väter der Botanik« darin überein, dass der Hanf von warmer und trockener Natur sei und deswegen Blähungen und Winde auflöse.

Sie meinten auch, dass man von zu viel Hanfsamen impotent werden könnte. Diese Behauptung ist ein hartnäckiges Gerücht, das sich bis heute gehalten hat, obwohl der Hanf weltweit als zuverlässiges Aphrodisiakum gilt. Hanfgenießer machen kein Hehl daraus, dass sie sich einer regen Sexualität erfreuen.

Im Werk des Italieners Pierandrea Matthiolus (1627) steht unter anderem, man solle den Weibern, wenn sie »wegen der auffstossenden Mutter« umfallen, angezündeten Hanf unter die Nase halten, »so stehn sie bald wiederumb auff«. Gemeint ist hier das saure Aufstoßen schwangerer Frauen, das so heftig sein kann, dass sie davon umfallen können.

Auch wenn nicht sämtliche Ratschläge, Rezepte und Empfehlungen dauerhaft umgesetzt wurden, so haben die Werke der »Väter der Botanik« trotzdem großen Einfluss auf die Volksmedizin der folgenden Jahrhunderte ausgeübt.

VOLKSMEDIZINISCHE SCHRIFTEN

Ursprünglich wurde die Volksmedizin mündlich und durch Weitergabe praktischer Erfahrungen vermittelt, aber ab dem 19. Jahrhundert wurde sie in Deutschland sehr stark durch den Gebrauch sogenannter Arztbücher beeinflusst. Solche Bücher fanden sich vor allem in den Haushalten mittlerer und gehobener Gesellschaftsschichten.

Trat ein Problem auf wie beispielsweise Übelkeit oder Erbrechen, eine Schnittwunde, Fieber oder eine Verbrennung, wurde das kluge Buch befragt, und man hielt sich dann strikt an die entsprechende Vorgabe.

Damals sehr beliebt und geschätzt war das Buch von Dr. Georg Friedrich Most: *Encyklopädie der gesammten Volksmedicin*. Es erschien 1843, ein Jahr nach seinem Tod, bei F. A. Brockhaus, Leipzig.

Der Autor wurde 1794 geboren, studierte in Göttingen Medizin, wurde später Professor der Medizin in Rostock und verstarb im Jahr 1842. Er war ein Universalgelehrter mit schriftstellerischen Ambitionen und hinterließ eine Fülle medizinischer und philosophischer Schriften. Die in seiner *Encyklopädie* enthaltenen Rezepturen hat er selbst beim Volk aufgespürt, von befreundeten Ärzten oder Heilkundigen übernommen, und manches fand er auch in der damaligen medizinischen Literatur oder in alten Reiseberichten. Im Jahr 1849 wurde sein Werk unter dem Titel *Der Hausarzt* neu aufgelegt.

Georg Friedrich Most hat dem Hanf als Heil- und Rauschmittel viel Bedeutung beigemessen, und wie aus seinen Beschreibungen hervorgeht, hat er den Hanf selbst angewendet und auch seinen Patienten verordnet. Er schrieb beispielsweise, dass kleine Kinder nach einer Erkältung häufig zu Harnverhaltung neigen würden. Ein sehr wirksames Hausmittel wäre es, einen Teelöffel voll gestoßenem Hanfsamen *(Semen Cannabis)* mit einer halben Tasse kochendem Wasser zu übergießen. Diesen Aufguss sollte man lauwarm abkühlen lassen und dem Kind leicht gesüßt zum Trinken geben. Er empfiehlt auch, die Samen mit der ganzen Pflanze zu trocknen und dann als Tee aufzubrühen, als ein sanftes Mittel gegen schmerzhaftes Harnen.

Das ausgepresste Hanfsamenöl nennt er ein altbewährtes Mittel gegen Kolik, Nervenschmerzen, Magenkrampf und Verhärtung des Uterus. Man solle den leidenden Körperteil damit einreiben.

Gegen den Keuchhusten der Kinder solle man den Hanf vor der Blütezeit sammeln, zerstampfen, mit etwas Wasser begießen, dann auspressen und diesen Saft bei niedriger Temperatur eindicken. Davon soll man Kindern im Alter von zwei bis sechs Jahren dreimal täglich zwei bis drei Gran geben, Erwachsenen sechs bis zehn Gran (1 Gran = 65 mg). Bei Kindern ist das nur die Löffelspitze eines Teelöffels voll.

Gestoßener Hanfsamen mit Milch abgekocht soll zu den alten Hausmitteln gegen die Gelbsucht gehören. Die gute Wirkung dieses Mittels soll sich unter anderem bei einer epidemischen Gelbsucht in Göttingen bewährt haben.

Zum Thema »Rauschmittel« hat er erwähnt, dass man in Marokko getrocknete Hanfblätter statt des Tabaks rauchen würde, um sich zu erheitern und schlechte Launen zu vertreiben. Und in den Morgenländern gäbe es Fröhlichkeitspillen, deren Hauptbestandteil der Hanf wäre.

Er erwähnt auch, dass es außer Cannabis sativa noch eine andere Spezies gäbe, nämlich Cannabis indica, welche narkotischer als erstere wirke. Ein französischer Arzt hätte den harzigen Hanfextrakt gegen die Pest eingesetzt und sah daraufhin sieben von zwölf Kranken genesen.

Most schrieb, dass in »heissern Climaten als bei uns aus den Blättern und dem Stamme des Hanfes ein harziger Saft ausschwitzt, welcher einen scharfen, narkotischen Geruch und bittern Geschmack hat«. Durch Kochen der getrockneten Pflanze in Spiritus könne man durch Abdampfen ein Extrakt erhalten und daraus mit Alkohol eine Tinktur bereiten. Dieses Mittel soll sich speziell bei Tetanus (Wundstarrkrampf) bewährt haben. Man solle alle halbe Stunde eine »Drachme Tinctur« (etwa 4 g) geben, bis der Krampf nachlässt.

Most schreibt, in vielen Gegenden des Orients würde der Hanf als Berauschungsmittel die Stelle der »Spirituosa«, des Weins und Branntweins, einnehmen. Diese Art des Rausches sei aber auf keinerlei Weise mit dem Rausch vom Wein oder anderer geistiger Getränke zu vergleichen, und unsere Sprache kenne keinen Ausdruck, um jenes Gefühl der Hanftrunkenheit anzudeuten. Auch wäre ihr zu eigen, dass sie weder die Zirkulation des Blutes beschleunige noch das Atmen schneller werden lasse oder gar den Kopf angreife.

Personen, die den Hanf als Vergnügungsmittel zu sich nehmen, sollen eine besondere Munterkeit, Heiterkeit und Fröhlichkeit des Gemüts empfinden, ein behagliches Vergessen jeglichen Schmerzes und aller Traurigkeit. Sie würden stets milde lächeln, auch wenn es gar keine äußere Ursache dafür gäbe. Aller Zorn wäre verflogen, und jeglicher Hass käme zum Schweigen, bis sie nach einigen Stunden in einen milden und sanften Schlaf voller lieblicher Traumbilder verfallen würden.

Abschließend merkt er noch an, dass es beim Aufwachen zu einem wahren »Hundshunger« kommen könne. Außerdem würde ein Missbrauch des Hanfs, wenn man ihn zu lange fortsetzte, Dummheit und Körperschwäche zur Folge haben.

Hanfaufguss

Es werden 30 bis 60 Gramm Hanfsamen (im Mörser) zerstoßen und mit einem Liter kochendem Wasser übergossen. Anschließend für mindestens 10 Minuten ziehen lassen, dann abgießen und auf Wunsch in eine Thermoskanne füllen.

Der Aufguss soll über den Tag verteilt getrunken werden. Er wirkt entwässernd und hilft, Schadstoffe aus dem Körper auszuschwemmen.

Er wird unter anderem empfohlen bei Wassersucht, Rheumatismus, Flechten und Ausschlägen, Harnbeschwerden, Nieren- und Blasenentzündungen und Gelbsucht.

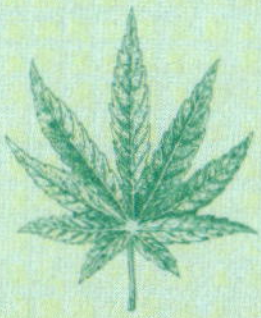

Empfehlungen aus der historischen Naturheilkunde

Man verwende 2 Esslöffel Blätter und Samen des Hanfs (Cannabis sativa), koche sie mit ½ Liter Milch und trinke mehrmals täglich eine kleine Tasse davon, um die Gelbsucht sicher auszuheilen.

Bei starker Verstopfung und kranker Leber 2 Esslöffel Blätter mit einem ½ Liter Wasser 4 bis 6 Minuten lang sieden und von diesem Tee bei chronischem Rheuma zwei Tassen täglich kalt trinken.

Gegen rheumatische Schmerzen sind die gekochten Samen des Hanfs ein vorzüglich wirksames Mittel.

ALCHEMIE

Es heißt, die Alchemie wäre die »geheime Kunst«, welche zwischen dem irdischen und dem himmlischen Reich, zwischen Materie und Geist, eine geheimnisvolle Brücke schlägt.
Alchemie ist die Lehre von den Gesetzmäßigkeiten der Stoffe bei ihrer Umwandlung, sie verbindet naturwissenschaftliche mit geistigen Methoden.
Alchemisten waren seit jeher auf der Suche nach wundersamen »Allheilmitteln«, nach Elixieren, die zu ewiger Jugend, zu Unsterblichkeit und Erleuchtung, zum »Stein der Weisen« führen würden.
Das Wort Alchemie stammt aus dem Arabischen *al kimiya*, das »Schwarze«. Neben ihrem Wunsch, Blei in Gold zu verwandeln, war die Verbesserung von Heilmitteln eines der wichtigsten Ziele ägyptischer und griechischer Alchemisten. Besonders das Prinzip der Destillation, wie beispielsweise die Herstellung sogenannter Wasser, war von großer Bedeutung.
Ganz besonders wurde die »Kunst des Destillierens« vom Straßburger Wundarzt Hieronymus Braunschweig (15. Jh.) perfektioniert. Er hinterließ Hunderte von Rezepten zur Herstellung solcher Destillate, darunter auch ein »Hanfkrautwasser«.
Dieses Hanfkrautwasser soll von jungen, grünen Dolden hergestellt werden. Es wirke außerordentlich gut bei Kopfschmerzen, die von Überhitzung stammen. Man solle Haupt, Schläfen und Stirn mit dem Destillat bestreichen und das mehrfach wiederholen. Das Hanfkrautwasser lösche und vertreibe die Hitze von dort, wo sie ist. Hanftücher darin genetzt und aufgelegt, solle man im Winter zweimal, im Sommer dreimal täglich anwenden.
Der berühmte englische Arzt, Astrologe und Apotheker Nicholas Culpeper (1616–1654) hat das einflussreichste Kräuterbuch des 17. Jahrhunderts verfasst. Er fasste darin das alchemistisch-astrologische und wissenschaftliche Wissen seiner Zeit sowie seine eigenen Erfahrungen als praktizierender Arzt und Apotheker zusammen. Er hat damit nicht nur die englische Volksmedizin geprägt, sondern auch Generationen von Ärzten beeinflusst.

Nicholas Culpeper schrieb über den Hanf (Cannabis sativa), er wäre eine Pflanze des Saturn. Dem Planetengott Saturn waren alle zauberkräftigen Kräuter zugeordnet, und dazu gehörte auch der Hanf mit seinen psychoaktiven Eigenschaften.

Culpeper gab an, die Emulsion aus den Samen, mit Milch gekocht und eingenommen, wäre gut bei Gelbsucht, denn sie öffne die Verstopfung der Galle und bewirke die Verdauung der Gallenflüssigkeit.

Emulsionen (Gemisch von Wasser und Fett) oder Dekokte (Abkochungen) der Samen wirkten abführend und brächten Erleichterung bei Koliken, sie beschwichtigten die unangenehmen Körpersäfte der Gedärme und töteten Würmer in Menschen und Tieren.

Das Dekokt der Wurzeln lindere Entzündungen des Kopfes oder anderer Orte, erleichtere die Schmerzen der Gicht und der verhärteten Knoten in den Gelenken. Ein Dekokt helfe auch bei Sehnenschmerzen, wenn sie geschrumpft seien, und bei Schmerzen in der Hüfte.

Bei Verbrennungen nutze man die frische Wurzel mit etwas Butter oder Öl.

Abgesehen von medizinischen Ratschlägen, die gegeben wurden, müssen wir davon ausgehen, dass die antiken und mittelalterlichen Alchemisten die psychoaktive Wirkung des Hanfs sehr gut kannten. Denn der Hanf galt ihnen als Zaubertrank, als ein Elixier, das sie jenseits von Zeit und Raum die Unsterblichkeit erahnen ließ.

SUBSAHARA-AFRIKA

Die Entdeckung psychoaktiver Zauberpflanzen wird in vielen Gebieten Afrikas den Urvölkern Zentralafrikas zugeschrieben. Neben der psychedelisch wirkenden Ibogawurzel sollen sie auch den euphorisierenden Hanf entdeckt haben. Es scheint, dass der Hanf seinen Weg aus dem Orient über Ägypten und Ostafrika nach West- und Südafrika gefunden hat. Die zentralafrikanischen Urvölker gelten als große Hanfgenießer, und der Hanfgenuss soll ihnen die erforderlichen Kräfte für die abenteuerliche Elefantenjagd verliehen haben. Um das anregende Hanfkraut zu rauchen, nutzen sie noch heute große Bambuspfeifen.

In weiten Teilen Afrikas wird der Hanf heutzutage *Dagga* genannt. Die Menschen im Busch rauchen die Knospen und harzigen Blätter als berauschendes Mittel, aber manchmal vermischen sie das von den Blättern gekratzte Harz auch mit Tabak. Der Rauch der Blütenstände schmeckt etwas bitter und hat eine leicht psychoaktive Wirkung, die beispielsweise auch genutzt wird, um mit den Ahnen in Kontakt zu treten.
Für die Buschleute, speziell auch für die Schamanen, stehen die Ahnen des Stammes mit der Welt der Lebenden in absolut inniger Beziehung. Sie halten sich stets bereit, um ihren Nachfahren mit Rat und Belehrung beizustehen. Deshalb versetzen sich die Schamanen für derartige Treffen und Befragungen in Trance und vermitteln den Wartenden ihre Botschaften oder Anweisungen. Um diesen Ritus durchzuführen und die Ahnen herbeizurufen, wird meist ein Weihrauch aus Hanfblüten und süßlich duftenden Harzen hergestellt. Dies führt dazu, die schamanische Ekstase auszulösen, die dann beispielsweise für Ahnenkontakte oder zum Vertreiben von Krankheitsdämonen genutzt werden kann.

Ansonsten gilt der Hanf fast überall in den südlich der Sahara gelegenen Teilen Afrikas, besonders in Mali, als Aphrodisiakum. Manchmal heißt es auch, der Hanf erotisiere nicht nur, er verbessere auch die Arbeitskraft und Leistung. In Ruanda sagen die Menschen, der Hanf verleihe große Kraft und Mut und vertreibe Erschöpfung und Rheumatismus. Nach vollbrachtem Tagewerk gilt er als Entspannungsmittel, und bei Nervosität oder Nervenzusammenbrüchen wird er sogar therapeutisch eingesetzt.
Meist wird der Hanf in reichlichen Mengen als pures Marihuana in großen Wasserpfeifen geraucht, nur sehr selten wird dem Hanf etwas Tabak beigemischt.
In vielen Gegenden Afrikas ist es üblich, bei allen wichtigen Anlässen wie beispielsweise Festen, Vertragsabschlüssen oder Freundschaftsbündnissen gemeinsam Hanf zu rauchen, oft aus großen Flaschenkürbissen. Auch ist es unter den Männern Afrikas ein weitverbreiteter Brauch, abends auf den Dorfplätzen zum feierlichen gemeinsamen Hanfrauchen zusammenzukommen.
Doch auch in Afrika wird der Hanf medizinisch genutzt, obwohl sein

Gebrauch als Genussmittel eindeutig im Vordergrund steht. In vielen Teilen Afrikas schätzte man den Hanf früher als Mittel bei Ruhr, Malaria und Milzbrand, aber auch gegen Blutvergiftung, Durchfall und Fiebererkrankungen wurde er eingesetzt. Außerdem ist der Hanfrauch fast überall in Afrika als wirksames Mittel bei Asthma und vor allem gegen asthmatische Krämpfe bekannt. Beim Rauchen sollte man nur darauf achten, dass die Blüten immer vollständig von den Samen befreit wurden.

Speziell in Westafrika ist man der Überzeugung, dass Pflanzen vor ihrer medizinischen Verwendung mit Zaubersprüchen oder Gebeten und Beschwörungen »besprochen« werden müssen, weil die Pflanzen erst so die nötige Heilkraft erlangen würden. Erst durch das »Besprechen« werde aus dem weitverbreiteten Genussmittel Hanf das hochwirksame Heilmittel Hanf. Man ist überzeugt, dass durch das gesprochene Wort der Geist der Pflanze und auch der des Benutzers entsprechend programmiert würden.

Die Ureinwohner Südafrikas sind nach wie vor überzeugt, dass der Hanf gegen Schlangenbisse hilft, und deswegen tragen manche Jäger immer etwas von dem Kraut mit sich, damit sie es bei einem Schlangenbiss sofort auflegen können .

Bei den Zulu in Südafrika werden aus den Stängeln und Wurzeln des Hanfs Tränke hergestellt, die bei Husten, Bronchitis und Verschleimung der Atemwege verabreicht werden. Ansonsten bereiten die Zulu auch Kaltwasserauszüge aus den Hanfpflanzen, sie nutzen Klistiere, Dampfbäder und Aufgüsse. Außerdem praktizieren sie eine besondere Art der Schmerzbekämpfung, indem sie zerquetschtes Hanfkraut in selbst zugefügte Schnitte in die Haut einreiben, um so auf schmerzende Stellen einzuwirken.

Mit einem Kaltwasserauszug behandeln die Zulu unter anderem Asthma. Dafür muss die Flüssigkeit über zwei Monate täglich teelöffelweise eingenommen werden.

Überall in Südafrika ist der Hanf als universelles Schmerzmittel anzutreffen. Bei Zahnschmerzen wird er geraucht und bei Kopfschmerzen als Dekokt getrunken. Herzschmerzen werden mit einem Sud aus Hanfwurzeln und verschiedenen Heilkräutern behandelt. Bei kleineren chirurgischen Eingriffen werden Hanfextrakte als Anästhetikum verwendet.

Allgemein gilt der Hanf in Südafrika als kräftigend, krankheitsabwehrend und lebensverlängernd. Es gibt viele sehr alte Menschen, die berichtet haben, dass sie durch den jahrzehntelangen täglichen Cannabis-Genuss so alt geworden seien und ihr ganzes Leben lang nie ernsthaft krank waren. Besonders die Bantu glauben, der Hanf würde ihr Leben verlängern und Krankheiten fernhalten. Sie sind überzeugt, Hanf ist das »Gras der Erkenntnis«, weil er das Wissen vertieft und die Menschen weiser macht.

NORDAFRIKA

Leider ist die Verbreitung des Hanfs in Nordafrika relativ schlecht erforscht. In Ägypten ist der Haschisch-Gebrauch aber zumindest seit dem 13. Jahrhundert nachgewiesen.
In Äthiopien wurden in einer Höhle zwei Wasserpfeifen aus Keramik gefunden, in denen Cannabinoid-haltige Rückstände nachgewiesen wurden. Mithilfe der C14-Methode konnten sie auf 1320 bis 1380 n. Chr. datiert werden.
In Marokko, wo die Regierung den Anbau und einheimischen Gebrauch von Hanf erlaubt, ist der Handel zwar verboten, wird aber toleriert. Bei der einheimischen Bevölkerung, die meisten sind Berberstämme, gehört der *Kif* (Marihuana) zum Alltag, daher auch die Bezeichnung »Kiffer« und »kiffen«. In Marokko gilt das Kiffen nicht als Vergehen gegen den Islam, da es traditionell mit dem Glauben assoziiert wird. Alkohol ist dagegen streng verboten.
Als der Hanfhandel im 19. Jahrhundert noch offiziell erlaubt war, konnte das Anbaugebiet um Ketama im Rif-Gebirge ungefähr 90 Prozent des Bedarfs der französischen Apotheken decken.
Früher hat man in Marokko Hanfblätter und -blüten gerne als Marmelade oder Sirup zubereitet, aber heutzutage ist vor allem das Rauchen in langen Pfeifen üblich. Das *Kif* ist meist eine Mischung fein gehackter weiblicher Blüten und Blätter von Cannabis indica, vermischt mit unfermentiertem Tabak im Verhältnis 2 : 1.
Bei den Marokkanern, egal, ob Araber oder Berber, gilt *Kif* als dämo-

nenabweisend und antidepressiv, als Entspannungs-, aber auch als Enthemmungsmittel. Aus letzterem Grund ist den Frauen der Hanfgenuss normalerweise untersagt. Der Grund ist, dass sie im Hanfrausch jegliche Scham verlieren und zu ehebrecherischen Handlungen neigen würden. Bei sich selbst sehen die Männer da offenbar keine Gefahr, denn sie erlauben sich den ständigen Genuss dieses Aphrodisiakums.
Bei den marokkanischen Kräuterhändlern sind Hanf und *Kif* feste Bestandteile ihres Angebots. Für die medizinische Anwendung werden sie meist mit den Samen des Stechapfels oder anderer Nachtschattengewächse kombiniert und häufig auch noch mit Opium, Honig und Fett vermischt. Der tägliche Genuss zur Entspannung und Verbesserung der Stimmung scheint allerdings wesentlich bedeutender zu sein als der medizinische Gebrauch.

JAMAIKA

Auf der malerischen Karibikinsel Jamaika leben die Rastafari, das sind die Nachfahren ehemaliger Sklaven, die aus ihrem Heimatland Afrika verschleppt wurden. Sie bilden dort eine Glaubensgemeinschaft, und zu ihrer Tradition gehört es, zu Ehren Gottes Hanf zu rauchen. Das »Kraut der Weisheit« (vermutlich Cannabis indica) wurde nach Abschaffung der Sklaverei wahrscheinlich von Indern, die als Arbeiter für die Zuckerrohrplantagen angeworben wurden, auf der Karibikinsel eingeführt. Meist nennen die Rastafari ihr heiliges Kraut *herb,* aber wenn es um den medizinischen Nutzen geht, nennen sie es *weed,* und wenn sie von Hanfblüten oder einem Joint sprechen, benutzen sie meist das ursprünglich indische Wort *Ganja.*
Ein Rastafari-Führer betont, dass die kulturelle Bedeutung des Hanfs als Medizin und für spirituelle Erfahrungen gleichermaßen wichtig wäre, da es helfe, Krankheit, Leiden und Tod zu überwinden. In der Kirche wird das Hanfkraut als Weihrauch verräuchert, um Gott durch spirituelle Erfahrung zu ehren. Die Rastafari rauchen ihren Hanf, wenn sie traurig, deprimiert oder hungrig sind. Dabei empfinden sie das Kraut als wahren Trost.

Bei den Rastafari darf Alkohol nur als Lösungsmittel für medizinische Tinkturen oder Ansätze verwendet werden. Denn der Alkoholrausch gilt als aggressionsfördernd, schädlich, verwerflich und asozial, und deshalb gibt es in Rastafari-Gemeinschaften keine Probleme mit Alkoholismus.

Ganja ist auf Jamaika ein Genussmittel wie Kaffee, Tee oder Tabak. Es ist überall verbreitet und hat sich durch den Rastafari-Kult und die Reggae-Musik zu einer Art Volksdroge entwickelt.

Für die Rastafari ist Ganja ein Mittel, das ihnen Kraft und Ausdauer für ihre oft schwere tägliche Arbeit verleiht. Außerdem steigert es ihren Appetit und wirkt zusätzlich als Aphrodisiakum.

Rastafari leben nach einem Speiseplan mit festen gesundheitlichen Regeln, bei denen auch Hanf eine wichtige Rolle spielt:

- Für Eintopfgerichte und Kochbananen dienen die harzigen Blüten als Gewürz.
- Mit Hanfstängeln und Blättern wird Kräutertee aufgegossen.
- Für geschmortes Gemüse werden die frischen, grünen Blätter des Hanfs zu einem Sud verkocht, und diese Brühe ergibt dann die Grundlage für das gewünschte Gericht.
- Frische Hanfblätter werden wie Spinat gedünstet und zubereitet.
- Da die meisten Rastafari Vegetarier sind, ist der Hanf eine willkommene Bereicherung für ihren Speiseplan.

Die Rastafari-Medizin wurde von der ayurvedischen Medizin Indiens beeinflusst, hat ihre ursprünglichen Wurzeln aber in der Volksmedizin West- und Zentralafrikas. Noch bevor die Inder den Hanf auf Jamaika angebaut haben, wurde er schon vor der Rastafari-Bewegung von den *bushdoctors* genannten Volksheilern medizinisch genutzt.

Die Rastafari sind überzeugt, wenn man genug *Ganja* zu sich nimmt, egal, ob geraucht, als Tee oder als Pflanzenauszug getrunken, bleibt man stets gesund. Sie meinen, dass die Ärzte, die mit der Behandlung von

Kranken Geld verdienen, deshalb gegen die Legalisierung des *Ganja* sind, weil sie glauben, sie müssten im Falle einer Legalisierung ihre Praxis schließen, weil sie dann nicht mehr genug Patienten hätten.

Hanf als wichtigstes Heilmittel in der Rasta-Medizin

Ganja gilt als erfolgreiches Heilmittel gegen Grippe, Asthma und Tuberkulose und wird auf Jamaika genauso häufig als Schmerzmittel benutzt wie in Europa Aspirin. Ferner wird es eingesetzt als Heilmittel gegen den grünen Star und bei Gelenkentzündungen sowie zur Unterstützung der Behandlung bei Krebs.

Aus den zerstampften Blättern und Fett werden Salben hergestellt, die äußerlich aufgetragen als Schmerzmittel dienen.

Breiumschläge aus den Blättern werden zur Behandlung offener Wunden und gegen innerliche Schmerzen verwendet.

Manchmal werden Neugeborene mit Hanfbrei abgerieben.

Hanftee wird häufig prophylaktisch getrunken, wird aber auch nahezu bei allen Leiden therapeutisch eingenommen. Häufiger Gebrauch soll vor Krankheiten schützen, die Sicht verbessern, Mut und Stärke schenken sowie spirituelle Inspiration und Erkenntnis fördern.

Zur Sichtverbesserung kann noch Folgendes gesagt werden: Jamaikanische Wissenschaftler haben bestätigt, was Fischer behauptet hatten, nämlich, dass sie bei Nacht besser sehen würden, wenn sie eine Stunde vor dem Auslaufen der Boote einen Hanfextrakt in Rum einnehmen würden. Die Wissenschaftler konnten nachweisen, dass der Alkohol aus dem *Ganja* den Wirkstoff Canasol herauslöst, der den Augeninnendruck senkt. Viele Jamaikaner, die an zu hohem Augeninnendruck, also an Glaukom (grüner Star) leiden, werden inzwischen ganz offiziell mit alkoholischen Hanfextrakten behandelt. Man hat auch festgestellt, dass bei Rastafari wesentlich seltener Glaukome vorkommen als bei anderen Menschen. Deshalb sind die Rastafari überzeugt, dass das »heilige Kraut« sie vor dieser Art der Erblindung schützt.

Bei Krankheiten wie Grippe, Asthma oder Tuberkulose wird der Hanf meist als Joint oder in einer Pfeife geraucht. Dazu nutzt man vor allem die weiblichen Blüten, die manchmal auch noch mit etwas Tabak vermischt werden.

Medizinische Ansätze mit Alkohol

Zu den auf Jamaika erlaubten alkoholischen Ansätzen gehören die folgenden Rezepturen:

Hanfblüten-Tonikum
Man nimmt vier bis fünf frische Hanfblüten *(Ganja)* und übergießt sie mit einem Liter Zuckerrohrschnaps (weißer Rum) oder einem Liter Wein.
Nach etwa einer Woche ist der Ansatz fertig und kann noch beliebig mit Honig gesüßt werden.
Täglich ein kleines (Likör-)Gläschen dieses Tonikums soll die Stimmung heben und den allgemeinen Gesundheitszustand verbessern.

Hanfwurzel-Tonikum
Frische Hanfwurzeln werden gereinigt, klein geschnitten und mit weißem Rum bedeckt. Nach etwa drei bis vier Wochen ist das Tonikum trinkbereit. Bereits eine geringe Dosis im Schnapsgläschen erfüllt ihren medizinischen Zweck.

Tonikum für bessere Nachtsicht
Frische Hanfblätter und -stängel dicht in ein Gefäß schichten, mit weißem Rum bedecken und mehrere Tage ziehen lassen, damit eine möglichst gesättigte Lösung entsteht. Um die Nachtsicht zu verbessern, trinkt man bei Sonnenuntergang oder einsetzender Dämmerung ein kleines Gläschen dieses Ansatzes.

Wichtig! Die benötigte Dosis für eine optimale Wirkung kann individuell sehr verschieden sein und muss ausprobiert werden.

Ganja-Tee

Für eine Teezubereitung werden Hanfblätter und -stängel ausgekocht. Nach dem Abgießen wird der Tee mit Milch und Honig oder Zucker abgeschmeckt. Auch beim Tee kann die gewünschte Dosis stark variieren und muss deshalb individuell ausprobiert werden.

BEI DEN INDIGENEN VÖLKERN AMERIKAS

Es heißt, die indigenen Völker Amerikas hätten den Hanf bei seiner Einführung voller Begeisterung begrüßt. Sie bezeichneten ihn als ein sehr spezielles, neues Rauchkraut.

Denn das Rauchen verschiedenster Rauchmischungen gehört zu den medizinisch-rituellen Praktiken der nordamerikanischen Ureinwohner, wo die Behandlung Kranker durch Schamanen neben dem Rasseln und Trommeln auch immer das Rauchen mit einschließt.

Es gibt in Nordamerika auch eine heimische Hanfart, die dort bereits früher als Faserlieferant und Heilpflanze genutzt wurde. Doch als die frühen Siedler den europäischen Hanf mitbrachten, wurde er von den Medizinleuten und Schamanen auf seine medizinische und sonstige Brauchbarkeit hin untersucht. Erstaunlicherweise erkannten die indigenen Männer in den europäischen Pflanzen dieselben Kräfte, welche die moderne Pharmakologie bereits festgestellt hatte. So verfuhren die Schamanen mit allen ihnen noch unbekannten Pflanzenarten: Wenn sie die neuen Erfahrungen mit der betreffenden Pflanze als gut und wünschenswert betrachteten, gliederten sie deren Gebrauch in ihre Kultur mit ein.

Und so verwundert es nicht, dass sie gesagt haben: »Der Hanf war das einzig Gute, was der weiße Mann uns gebracht hat.«

Im alten Hausbuch einer Siedlerin *(Indian Doctor Book)* heißt es, der Hanf wäre auch noch für anderes gut als nur, um daraus Stricke zu machen. Die eingeweichten Samen wären gut gegen Winde im Magen, öffneten die Verstopfung der Galle und würden Würmer in Mensch und Tier töten. Diese Feststellungen sind zwar nicht neu, aber immerhin bestätigen sich damit die Aussagen und Erfahrungen, die schon von den Hanfanwendern anderer Kulturen geäußert wurden.

Bei den indigenen Völkern Amerikas ist das Rauchen von Kräutern bereits eine Entdeckung ihrer Urväter. Die einzelnen Stämme kennen viele verschiedene Kräuter, die sie traditionell in Friedenspfeifen zum Glimmen bringen. Die rauchbaren Kräuter oder Kräutermischungen sind in einigen nordamerikanischen Sprachen unter dem Namen *Kinnikinnick* bekannt.

Die Irokesen stellen beispielsweise Tabakmischungen mit Zusätzen psychoaktiver Kräuter her, denen sie auch den Hanf beimischen. Für sie ist er stimulierendes Mittel und psychologische Hilfe, besonders, wenn ein ehemals Kranker noch nicht daran glaubt, dass er wieder genesen ist.
Unter den Lakota und anderen Stämmen der Prärienstaaten ist das Marihuana-Rauchen stark verbreitet, da sie erkannt haben, dass ihnen dieses Kraut wesentlich besser bekommt als der teuflische Alkohol.
Marihuana wird vor allem als Genussmittel und zum Vertiefen sozialer Kontakte geraucht, und dabei passt die Wirkung des Hanfs wunderbar zum Konzept der Friedenspfeife. Denn es heißt: Wer miteinander raucht, tut das in friedlicher Absicht.
Bei den Dakota gibt es die *pejutawicasa,* die »Männer der Kräuter«, die dafür bekannt sind, dass sie den Hanf als Heilmittel einsetzen. Dazu wird das Marihuana mit anderen Kräutern vermischt und als Mittel gegen Asthma und Bronchitis geraucht.
Bei einigen Stämmen nimmt der Hanf den Status einer wahren »Pflanze der Götter« ein. Sie rauchen den Hanf bei ihren heiligsten Zeremonien und gemeinsamen Ritualen und bezeichnen die Hanfblüten als *santarosa,* als »heilige Rose«. Die Blüten werden gemeinschaftlich eingenommen, um mystische Visionen der göttlichen Erdmutter zu empfangen, denn der Hanf stellt für sie die Verbindung zur weiblichen Schöpfungskraft dar. Er wird als etwas sehr Kostbares verehrt und ausschließlich rituell benutzt. Es wird sogar vor außerzeremoniellem Missbrauch gewarnt.
Die Lakandonen von Chiapas in Mexiko sind mit den alten Maya verwandt und nennen den Hanf *huntulk'uts* (anderer Tabak). Sie nutzen den Hanf fast ausschließlich als Heilmittel, indem sie alkoholische Auszüge zur Behandlung von Zerrungen, Muskelschmerzen und rheumatischen Beschwerden herstellen.
Solche Auszüge können äußerlich als Einreibungen verwendet werden, oder man gibt sie zur innerlichen Einnahme tropfenweise in Wasser.

BEI DEN *CURANDERO*

Im Spanischen ist ein *curandero* ein Heiler und eine *curandera* eine Heilerin. Die praktische Ausübung ihrer Heilarbeit nennt man *curanderismo*. Die Heilarbeit umschließt vor allem ein sehr umfangreiches und spezialisiertes Kräuterwissen, das weit über die üblichen Kenntnisse von Hausmitteln hinausgeht. Außerdem gehört das Wissen um die ambulante Versorgung von Knochenbrüchen, die Wundversorgung und vieles mehr dazu. Das Kräuterwissen setzt sich aus überlieferten indigenen, europäischen und afrikanischen Traditionen zusammen, enthält aber außerdem noch Elemente des mittelamerikanischen Schamanismus. Der *curanderismo* ist deshalb so eine Art überlieferte Volksmedizin mit schamanischen Anteilen. Er unterscheidet sich allerdings von der *Brujería,* in der volkstümliche Zauberei und magische Techniken mit Voodoo- und Tarot-Praktiken vermischt werden.

Curandera findet man in Mexiko und Kolumbien auf jedem Marktplatz, wo sie weit häufiger von Kranken konsultiert werden als schulmedizinisch ausgebildete Ärzte.
In Mexiko werden meist die weiblichen Blüten *(Marijuana* oder *bota),* das abgeriebene Harz *(Marijuanapura)* und seltener die Blätter *(la boja)* geraucht. Doch auch wässrige oder alkoholische Auszüge sind üblich und kommen zur Anwendung.
Oft werden die Blüten und oberen Stängel zerrieben, mit Rohrzucker oder Melasse verrührt, manchmal auch noch mit etwas Chili vermischt und anschließend in ein Glas Milch eingerührt und getrunken.
Der volksmedizinische Gebrauch von Marihuana ist im *curanderismo* und in der Volksmedizin bereits für das 19. Jahrhundert belegt. Man hat zum Beispiel Hanfkraut mit billigem Zuckerrohrschnaps vermischt und sowohl innerlich als auch äußerlich bei Tarantulabissen und Skorpionstichen eingesetzt.
Patienten mit Tuberkulose oder Lepra sollen in großen Mengen Marihuana geraucht haben, um ihre Leiden zu bekämpfen. Heutzutage existiert ein umfangreicher volksmedizinischer Einsatz, der von Asthma und Muskelkrämpfen über Tobsucht, Tetanus (Wundstarrkrampf), De-

lirium tremens, Durchfallerkrankungen und Koliken bis zu Schlaflosigkeit und Nervenleiden reicht. In der Regel werden alkoholische Hanfextrakte innerlich verabreicht, aber bei Rheuma, Muskelschmerzen und Verspannungen werden sie zum Einreiben schmerzender Körperstellen äußerlich aufgetragen und einmassiert.

Der in Mexiko angebaute Hanf ist eine Variation von Cannabis sativa und Cannabis indica. Da er sehr THC-reich ist, wird er nicht nur medizinisch, sondern auch als Genussmittel und Euphorikum sehr geschätzt.

Ähnlich wie in Mexiko wird auch die kolumbianische Volksmedizin vom *curanderismo* geprägt. Obwohl in Kolumbien vor allem Kokain konsumiert wird, wird der Hanf von großen Teilen der Bevölkerung als regelmäßiges Stärkungs-, Rausch- und Entspannungsmittel genutzt. Außerdem gibt es zahllose volksmedizinische Mittel und Anwendungen, beispielsweise äußerlich aufgetragen bei rheumatischer Arthritis und innerlich eingenommen bei Asthma. Bei Erschöpfung, Schlafstörungen und zur allgemeinen Gesunderhaltung wird der Hanf geraucht. Um schmerzende Körperpartien zu behandeln, werden frische, grüne Hanfblätter zu einer Paste zerstoßen und in die Haut eingerieben. Kleinkindern, die extrem viel schreien, werden Aufgüsse aus Marihuana und Zucker zu trinken gegeben.

Marihuana ist ein wichtiger Bestandteil zahlreicher Kräutermixturen, die von professionellen *curandero* hergestellt werden. Besonders in Zubereitungen zur Behandlung chronischer Krankheiten ist es regelmäßig enthalten. Aber Hanf ist auch ein Bestandteil von alkoholischen Auszügen (meist in Rum), die bei Schlangenbissen, Blutungen und Schmerzen innerlich genommen werden.

Da die *curandero* ihre genauen Rezepte leider geheim halten, kann dazu nichts Genaueres berichtet werden.

Von vielen Kolumbianern wird Hanf täglich genossen. Anders als man vielleicht erwarten würde, konnten keine schädlichen Auswirkungen festgestellt werden. Auch ein Langzeit-Cannabis-Konsum von mehr als zehn Jahren birgt offenbar keine Gefahren und führt weder zu Apathie noch zu Rückständigkeit.

BRASILIANISCHE VOLKSMEDIZIN

In Brasilien gibt es eine Volksmedizin, die viele Elemente miteinander verbindet und vor allem Kräuter zur Selbstbehandlung nutzt. Der Hanf ist in Brasilien seit über 400 Jahren heimisch und wurde seitdem immer als Faserlieferant, als Genussmittel und als Medizin verwendet.
Der *Maconha* genannte Hanf wurde früher meist in Wasserpfeifen geraucht, heute als Zigarette, manchmal auch mit Tabak vermischt.
Für medizinische Zwecke werden meist Hanfblätter in Wasser ausgekocht. Solche sogenannten Dekokte werden bei rheumatischen Beschwerden, Frauenleiden, Koliken und anderen sehr schmerzhaften Erscheinungen getrunken. Bei Zahnschmerzen legt man weibliche Hanfblüten auf den betreffenden Zahn und versucht, sie eine Weile im Mund zu behalten. Manchmal wird auch eine Art Likör aus Hanfblüten und Zuckerrohrschnaps angesetzt und soll auch als Schmerz- und Entkrampfungsmittel dienen, besonders bei Menstruationskrämpfen und -schmerzen.

Brasilianischer Hanfblüten-Likör

Eine Handvoll Marihuana-Blüten werden für zwei bis drei Wochen in einem Liter weißen Rum oder Zuckerrohrschnaps eingelegt. Man gibt etwas Rohrzucker dazu, schüttelt alles kräftig und genießt diesen Trunk in kleinen Portionen.
Die Blüten verbleiben in der Flasche, bis sie geleert ist.

Maconha gilt, wie in anderen Kulturen, auch bei den Brasilianern als ein wohltuendes Entspannungsmittel nach schwerer Arbeit und wird oft »Opium der Armen« genannt. Aber selbst die höheren und höchsten Schichten haben sich längst mit dem Hanf angefreundet.

DIE BEDEUTUNG DES HANFS IN HOMÖOPATHIE, SELBSTMEDIKATION UND SCHULMEDIZIN HEUTE

HOMÖOPATHIE

An der Homöopathie scheiden sich oft die Geister, da die einen aus Erfahrung wissen, dass sie wirkt, und die anderen überzeugt sind, dass sie gar nicht wirken könne, weil sich in ihr keine messbaren Inhaltsstoffe des ursprünglichen Wirkstoffes mehr nachweisen lassen.
Der Arzt Samuel Hahnemann (1755–1843), der die Wirkweise der Homöopathie erforscht hat, erklärt sie folgendermaßen: Jede Substanz hat eigentlich mehrere Wirkungsqualitäten, eine heilsame in schwacher Dosierung und eine giftige in hoher Dosierung. Jede Substanz besteht aus Materie und gleichzeitig aus einem göttlich geistigen Prinzip, der Lebenskraft. Wenn man nun die Lösung einer Substanz immer weiter verdünnt, dann verdünnt man nur die Materie, der Geist beziehungsweise die Lebenskraft der Substanz bleibt aber erhalten. In höchster Verdünnung ist die Materie nicht mehr nachweisbar, es bleibt allein die Lebenskraft zurück. Man könnte auch sagen, das geistige Prinzip oder die Seele bleibt erhalten. Gereinigt von der Materie, kann diese »geistige Botschaft« der Substanz dann ihre höchste Heilkraft entwickeln. Deswegen wird beim Prozess der Verdünnung (Dilution, abgekürzt D) der gelösten Substanz (Urtinktur) die Materie verdünnt, die Heilkraft aber gesteigert (potenziert).
Der Hanf gehört seit Anbeginn der Homöopathie zu ihren vielversprechenden Mitteln. Cannabis sativa kommt bei den Harnorganen zum Einsatz, hat sich bei akutem Tripper (Geschlechtskrankheit) bewährt und kann auch bei einigen Arten von Gelbsucht gegeben werden. Homöopathische Ärzte müssen jeweils erwägen, ob sie den Patienten mit einer geringen Gabe Hanfsaft in Form der Urtinktur behandeln oder mit einer bestimmten Potenz dieser Urtinktur.
In der homöopathischen Arzneimittellehre hat es sich inzwischen eingebürgert, zwischen Cannabis sativa und Cannabis indica zu unterscheiden. Dass es sich bei diesen beiden Pflanzen tatsächlich um zwei ver-

schiedene Arten handelt, geht aus den unterschiedlichen Arzneimittelbildern hervor.

Cannabis indica in der Homöopathie

Das homöopathische Heilmittel Cannabis indica wird als Urtinktur aus reinem Harz (Haschisch) und Alkohol gewonnen und ist rezeptpflichtig. Hochpotenzen sind dagegen apothekenpflichtig, können also ohne Rezept in der Apotheke erworben werden.
Die charakteristische Wirkung des homöopathischen Mittels Cannabis indica kann wie folgt beschrieben werden:

- Nach der Einnahme können intensive Illusionen und Halluzinationen ausgelöst werden. Zeit, Raum und Ort können verschwimmen und nicht mehr richtig eingeordnet werden.
- Die Person fühlt sich überglücklich und zufrieden, nichts stört mehr. Das Mittel hat einen stark beruhigenden Einfluss auf viele Nervenleiden wie Delirium tremens, Epilepsie, Manie, Demenz und übersteigerte Reflexe.
- Cannabis indica kann bei vielen Leiden angebracht sein, beispielsweise bei Appetitlosigkeit, Impotenz, sexueller Erschöpfung, Asthma, Albträumen und Nervenleiden.

Cannabis sativa in der Homöopathie

Das homöopathische Mittel Cannabis sativa wird als alkoholischer Auszug aus dem frischen Kraut der Pflanze gewonnen. Die Urtinktur wird bis zur dritten Potenz (D3) verwendet, mit Ausnahme des Befunds »Stottern«, hier wird die 30. Potenz empfohlen (D30).
Die charakteristische Wirkung kann wie folgt beschrieben werden:

- Cannabis sativa beeinflusst am offensichtlichsten die Urogenital- und Atemwege. Es kann bei diesen Symptomen eingesetzt werden: Erstickungsgefühl beim Schlucken, das Geschluckte gerät in die Luftröhre, große Müdigkeit auch ohne Überanstrengung, Müdigkeit nach dem Essen, Gedanken- und Sprachverwirrung, hastige und unzusammenhängende Sprache, zittrige Stimme und Stottern.
- Cannabis sativa wird vor allem bei Harnverhalt, Erkrankungen der Harnwege, Geschlechtskrankheiten und Entzündung des Penis ver-

ordnet. Außerdem bei sämtlichen Symptomen der Atemwege, inklusive Bronchien und Lunge.

- Hanf wird in der homöopathischen Verdünnung (D1 bis D2) nur auf ärztliche Anordnung gereicht, unter anderem auch bei Leberschwellung und Koliken.
- Als Urtinktur wird Cannabis sativa auch bei Lungenentzündung, beim Erbrechen mit Galle, bei langwieriger Harnverhaltung und besonders bei nur tropfenweisem Abgang des Urins infolge Harnröhrenentzündung verordnet.

Auch homöopathische Drogen unterliegen dem Betäubungsmittelgesetz

Trotz aller Zweifel und Gegenargumente ist die Homöopathie ein allgemein anerkanntes Naturheilverfahren und wird auch von vielen Schulmedizinern ernst genommen. Es gibt ein amtliches Homöopathisches Arzneimittelbuch (HAB), das die Herstellung und Prüfungsvorschriften regelt.

Aber: Die therapeutische Anwendung von Cannabis als Medikament ist in Deutschland durch die Bestimmungen des Betäubungsmittelgesetzes verboten bzw. nach wie vor sehr stark eingeschränkt.

Dies gilt absurderweise auch für homöopathische Hanfpräparate, die keinerlei materiell nachweisbare Partikel der Inhaltsstoffe mehr enthalten.

Doch auch die homöopathischen Drogen und Zubereitungen unterliegen den Bestimmungen des Betäubungsmittelgesetzes und sind daher nicht verkehrsfähig.

Homöopathische Mittel schwer erhältlich

Obwohl wir auf über zwei Jahrhunderte guter Erfahrungen mit homöopathischen Mitteln auf Cannabis-Basis zurückblicken, sind sie in Deutschland nicht zu bekommen. Alle Hersteller mussten passen, weil Cannabis eben generell verboten ist, selbst wenn es sich nur noch um den »Geist der Pflanze« handelt, der an Trägerstoffe wie Globuli oder an Lösungsmittel gebunden ist – da drängt sich die Frage auf, warum eine unsichtbare, nicht messbare Kraft eigentlich so gefürchtet wird!?

SELBSTMEDIKATION

Zu Zeiten, in denen Regierungen Regeln und Gesetze erlassen, die von der Mehrheit der Menschen nicht akzeptiert und ernst genommen werden, werden sie ganz bewusst übertreten, weil sie im rechtlichen Empfinden der Betroffenen falsch sind. Dies trifft auf viele Bereiche zu, und es ist auch nichts Neues, dass beispielsweise die Drogengesetze von vielen Menschen missachtet werden. Die Betroffenen erachten den Gebrauch von Hanfprodukten als rechtmäßig, denn wieso sollten Politiker entscheiden können, welche Drogen schlecht oder gefährlich für sie sind und welche nicht. Mündige Bürger, die sich die gleiche Intelligenz und Entscheidungsfähigkeit zutrauen, wie sie die meisten Politiker besitzen, sind überzeugt, über ihren Drogenkonsum selbst entscheiden zu können.

Über die aktuelle Selbstmedikation mit Hanfprodukten liegen leider keine bekannten Studien vor. Bekannt ist aber, dass Patienten aus Gründen der Selbstmedikation in zunehmendem Maße zu illegalen Drogen greifen. Das sind vorwiegend Patienten, die an Lähmungen oder Multipler Sklerose (MS) leiden. Meist rauchen sie Marihuana-Joints oder pures Haschisch, und viele MS-Patienten haben daraufhin berichtet, dass ihre Schübe seltener auftreten, nicht so heftig sind und schneller abklingen, wenn sie Haschisch rauchen.

Auch Aids- und Krebspatienten, die unter krankhafter Gewichtsabnahme leiden, haben gute Erfahrungen mit dem Konsum von Cannabis gemacht, da es den Appetit anregt und so längerfristig wieder Gewichtszunahmen möglich sind.

Manche Frauen haben berichtet, dass sie während ihrer Hausgeburten Marihuana geraucht oder Haschisch gegessen hätten, weil es ihnen half, die unglaublich schmerzhaften Wehen auf diese Weise besser ertragen zu können.

Manche Marihuana- oder Haschisch-Konsumenten schwören darauf, dass es das beste Mittel gegen Migräne wäre, und es sind sogar Fälle bekannt, bei denen Personen, die jahrelang an Migräneanfällen gelitten hatten, von diesem chronischen Leiden für immer befreit wurden, nachdem sie ein paarmal gekifft hatten.
Ähnliches gilt für Asthma. Menschen, die in ihrer Jugend unter fürchterlichen Asthmaanfällen gelitten haben, waren auf einmal symptomfrei, nachdem sie gelegentlich Haschisch geraucht hatten.
Aufgrund dieser beeindruckenden Erfahrungsberichte wäre es möglicherweise ein lohnendes Forschungsprojekt, die Selbstmedikationen dieser neuzeitlichen, volksmedizinischen Anwendungen zu untersuchen.

SCHULMEDIZIN

Etwas überspitzt ausgedrückt, wird der Körper des Menschen in der naturwissenschaftlich orientierten Schulmedizin wie eine Maschine mit bestimmten Funktionen betrachtet. Es existiert ein bestimmtes mechanistisches Weltbild, nach welchem dieser menschliche Körper funktionieren sollte. Wenn nun die Funktionen, verglichen mit dem Weltbild, gestört sind, ist der Mensch krank. Daraufhin versuchen die Mediziner, die Maschine wieder funktionstüchtig zu machen. Somit definiert sich ein Medikament in erster Linie durch seine Fähigkeit, eine Funktion zu beeinflussen – eine gestörte Funktion im Körper soll durch ein Medikament wirksam behoben werden.

Die Folge davon ist, dass der Mensch in der Schulmedizin (oft) nicht mehr als eine erkrankte Person, also als ein ganzheitlicher Organismus behandelt wird, sondern dass der Arzt versucht, das Symptom als Teilbereich der Störung medikamentös zu beeinflussen. Idealerweise sollte ein Medikament dann möglichst spezifisch wirken und eine ganz bestimmte Funktion ausüben, die sich so gut wie möglich steuern lässt.

HANF WIRKT HOLISTISCH

Da der Hanf aber in der Regel nicht spezifisch, sondern holistisch, also ganzheitlich auf mehreren Ebenen gleichzeitig wirkt, hat er in der Schulmedizin einen äußerst schwierigen Stand!
Idealerweise wäre es natürlich so, dass der behandelnde Arzt seinen Patienten als ganzheitlich funktionierenden Organismus betrachtet, der aus seiner Balance geraten ist und sich deshalb durch bestimmte Symptome bemerkbar macht.
Es geht also in Wahrheit darum, zu erkennen, mit welchen Signalen uns der Körper darauf aufmerksam machen möchte, dass etwas in seinem System nicht (mehr) stimmt. Wenn das Signal nun durch ein Medikament gelöscht wird, bedeutet das natürlich nicht, dass der Mensch wieder »gesund« ist, sondern es bedeutet, dass das Signal des Körpers möglicherweise nicht verstanden und deshalb unterdrückt wurde.
Aus diesem Grund wird so häufig von Symptomverschiebung gesprochen. Damit ist gemeint, dass oft postwendend neue Symptome auftauchen, kaum dass die anderen verschwunden sind. Falls das der Fall ist, wird man nicht darum herumkommen, die wahre Ursache des Problems zu finden.
Es gibt aber auch Erkrankungen, die äußerst schwer behandelbar sind, selbst wenn die Ursache bekannt ist. Und genau hier kann der Hanf das passende Mittel sein, da er nicht an einem einzelnen Symptom ansetzt, sondern auf ganze Bereiche einwirkt, wie beispielsweise bei der Linderung von Nervenerkrankungen oder Schmerzen.

Hanfprodukte bis in 20. Jahrhundert offizinell

Trotz seiner positiven Eigenschaften findet der Hanf in der Schulmedizin bisher nicht die Anerkennung, die ihm eigentlich gebührt!

Das war nicht immer so, denn in der zweiten Hälfte des 19. Jahrhunderts waren nach der *Pharmacopoea Germanica,* nach dem deutschen Arzneibuch, nicht nur die Hanfsamen offizinell, also als Arzneimittel anerkannt, sondern auch das Kraut der indischen, vorzugsweise weiblichen Pflanzen Herba Cannabis indicae. Auch Hanfextrakt aus dem Kraut

(Extractum Cannabis indicae) und Hanftinktur (Tinctura Cannabis indicae) wurden erfolgreich medizinisch angewendet.

Arzneibuchqualität hat eine Heilpflanze dann, wenn ihr Gehalt an pflanzlichen Wirkstoffen mindestens so hoch und qualitativ hochwertig ist, wie es das *Europäische Arzneibuch* der Europäischen Arzneibuch-Kommission und nationale Arzneibücher vorschreiben.

Gegen Ende des 19. Jahrhunderts ging man davon aus, dass der Indische Hanf und seine Präparate hauptsächlich die Tätigkeit des Gehirns und des Nervensystems beeinflussen würden. Es hieß, kleine Gaben würden anregend auf die Nerven, die Sinnesorgane und das Vorstellungsvermögen wirken und eine heitere Stimmung erzeugen. Nach größeren Gaben würde eine Verminderung der Sinnesfunktionen sowie Empfindungslosigkeit, Erschlaffung, Delirium und zuletzt tiefer Schlaf eintreten. Wegen seiner einschläfernden Wirkung hat man den Indischen Hanf manchmal anstelle des Morphiums gegeben.

Um die Jahrhundertwende (um 1900 herum) wurden Hanfpräparate meistens als Beruhigungsmittel und zur Behandlung schwacher und kranker Nerven eingesetzt. Gleichzeitig wurde aber davor gewarnt, dass gewohnheitsmäßiger Haschisch-Rausch zu Psychopathien (krankhaften Persönlichkeitsstörungen) führen könnte.

Bis ins 20. Jahrhundert hinein waren sämtliche Hanfpräparate in europäischen und amerikanischen Apotheken rezeptfrei erhältlich, doch ab 1915 wurde Cannabis in Kalifornien rezeptpflichtig, und 1941 wurden etwa 30 Hanfpräparate aus den Arzneibüchern gestrichen. Seither galt der Hanf in der westlichen Medizin als überholt und nicht mehr gebräuchlich.

Erst in den 60er-Jahren holten die Hippies Haschisch und Marihuana, aber auch den Hanf als Heilmittel wieder zurück ins öffentliche und medizinische Interesse.

Aktuelle Erfahrungsberichte und Forschungsergebnisse

Seither gibt es sehr interessante und auch beeindruckende Erfahrungsberichte, beispielsweise, dass sich bei einem Patienten der krankhaft aufgetretene überhöhte Augeninnendruck durch den Genuss von Marihuana senkte und ihn so vor dem Erblinden bewahrte.

Seit über 50 Jahren werden Cannabis-Produkte experimentell als Medikamente bei Alkoholismus, Heroin- und Amphetamin-Abhängigkeit, bei Muskelspasmen, Glaukom und emotionalen Störungen getestet. Positive Erfahrungen gibt es unter anderem bereits beim unterstützenden Einsatz von Cannabis in der Psychotherapie, bei Depressionen, nervösen Spannungszuständen und beim Alkoholmissbrauch.

Auch die traditionelle Anwendung von Hanfpräparaten bei Asthma wurde inzwischen wissenschaftlich bestätigt. Forscher haben festgestellt, dass THC die Bronchien erweitert und dass es deshalb, wie andere Medikamente, als Aerosol gegen Asthma bronchiale inhaliert werden kann. Der Mikrobiologe Gerald Lancz von der University of South Florida hat bereits im Jahr 1990 nachgewiesen, dass Marihuana das Herpesvirus tötet.

Und eine Schweizer Forschergruppe hat beweisen können, dass THC bei Multipler Sklerose, Muskelkrämpfen und Rückenmarkschädigungen krampflindernd wirkt. Ein wesentliches Augenmerk der Mediziner und Schmerzforscher liegt bei ihren Untersuchungen auf der krampflösenden und schmerzlindernden Wirkung von Cannabis.

Neben diesen aufgeführten Beispielen muss natürlich betont werden, dass noch eine wesentlich höhere Anzahl von Forschungsergebnissen vorliegt, die aber aufgrund von Betäubungsmittelgesetz und Cannabis-Verbot (zumindest bisher) nicht genutzt werden können.

Leider gibt es nach diesen jahrzehntelangen Forschungen an einer Pflanze, die sich seit Jahrtausenden bewährt hat und die eine der bedeutendsten Heilpflanzen der Menschheit ist, noch immer Stimmen, die fordern, dass die Forschungsergebnisse erst noch im Tierversuch überprüft werden müssten!

Cannabis als Universalmittel

In Deutschland, Frankreich, England, der Schweiz und den USA wurden von Mitte des 19. bis Mitte des 20. Jahrhunderts von Schulmedizinern zahlreiche Medikamente verordnet, die den Hanf als Hauptinhaltsstoff hatten. Die Verordnungen umfassten an die 60 unterschiedliche Indikationen, dazu gehörten beispielsweise Cholera, Lungen- und Kehlkopfleiden, Dyspepsie (Reizmagen), Geburtserleichterung, Schwangerschaftserbrechen, bakterielle Harnwegsinfektionen, Gallensteine, Unterleibskrämpfe, Nachtschweiß und Angina pectoris – man kann guten Gewissens behaupten: Cannabis war ein schulmedizinisches Universalmittel!

In westlichen wissenschaftlichen Zeitschriften erschienen zwischen 1839 und 1900 mehr als 100 Artikel über die Verwendungsmöglichkeiten von Marihuana.

In Europa und auch in den USA war der Gebrauch von Cannabis im 19. Jahrhundert enorm verbreitet. Häufig kam eine alkoholische Tinktur zum Einsatz, die als krampflösendes, schmerzlinderndes, beruhigendes und betäubendes Mittel genutzt wurde. Cannabis wurde damals vor allem zur Behandlung von Tetanus, Neuralgien, Rheuma, uterinen Blutungen, aber auch bei anderen Beschwerden eingesetzt.

Es war damals üblich, dass die Apotheker die gewünschten und erforderlichen Heilmittel nach ihren eigenen Rezepturen herstellten, und deshalb arbeiteten sie meist eng mit den Ärzten zusammen. Es war aber auch keine Seltenheit, dass sich ein Patient direkt vom Apotheker beraten ließ und das passende Mittel von ihm zubereitet bekam.

Denn man muss natürlich bedenken, dass es früher keine Krankenversicherung gab und dass die Menschen nur zum Arzt gingen, wenn es ihnen unbedingt notwendig schien. Auch gab es in ländlichen Gegenden lange Zeit sowieso keine Ärzte, und ärmere Menschen konnten es sich auch gar nicht leisten, zum Arzt zu gehen. Meist versuchte man deshalb erst einmal, sich selbst zu helfen, so gut es eben ging.

Neben den Apothekern gab es aber auch schon sehr früh pharmazeutische Firmen, die Cannabis-Medikamente produzierten. Beispielsweise die Firma Merck in Darmstadt, die bereits im Jahr 1668 gegründet wur-

de und die 1884/85 einen *Cannabinon* genannten Haschisch-Extrakt sowie 1889 das *Cannabinum* genannte Haschischöl unter anderem als Aphrodisiakum auf den Markt brachte. Sogar die Bayerische Hofapotheke in München verkaufte um 1890 einen Haschisch-Extrakt namens *Migränin* gegen Migräne.
Wenn man Berichte über die Apotheker früherer Zeiten liest, dann kann man noch diesen Ehrgeiz spüren, dem Hilfe suchenden Kranken das bestmögliche Mittel anzubieten, denn sie wollten noch persönlichen Anteil daran haben, dass sich die Menschen auskurieren und wieder gesund werden konnten.

Verzögerung der Legalisierung aus wirtschaftlichen Gründen?

Heutzutage ist ein solcher Wunsch und Ehrgeiz bei medizinischen Dienstleistern, Institutionen oder Entscheidungsträgern eher selten anzutreffen.

Man muss sich fragen, warum Meldungen scheinbar immer wieder in Vergessenheit geraten, die eigentlich ursprünglich sehr Erfolg versprechend klangen. So wurde beispielsweise 1998 berichtet, dass es Forschern am National Institute of Health (NIH) bei Washington, D. C. gelungen war, zu beweisen, dass die beiden in Marihuana enthaltenen Stoffe THC und CBD dabei helfen können, Gehirnschäden nach Schlaganfällen zu vermeiden.
Aber warum tragen solche Erkenntnisse nicht längst dazu bei, diese Forschungen zu vertiefen und die Anwendung von Cannabis für solche Zwecke zu ermöglichen?

Der Verdacht liegt nahe, dass die schleppende Legalisierung vor allem auch wirtschaftliche Gründe hat. Denn der Hanf bringt nicht das »große Geld«. Hanf ist eine anspruchslose Pflanze, die problemlos überall in freier Natur wachsen würde. Und das Problem mit der »Rauschdroge« ließe sich regeln, indem man nur ganz bestimmte Sorten für den Anbau freigeben würde. Im kleinen Rahmen passiert das ja bereits, aber insgesamt geht es in Bezug auf die medizinische Nutzung von Cannabis leider noch immer sehr zögerlich voran.

Sicher hängt das unter anderem auch damit zusammen, dass es momentan nur wenige entsprechend geschulte Ärzte und Apotheker gibt, und natürlich stellt sich auch die Frage, ob überhaupt genügend Bereitschaft besteht, sich speziell schulen zu lassen.

Informieren Sie sich!

Am Ende dieses Buches finden Sie die Kontaktadressen einiger Vorreiter in Sachen medizinischer Nutzung von Hanf. Dazu gehören Ärzte, Apotheker und Autoren, außerdem finden Sie einige andere nützliche Adressen wie beispielsweise von Selbsthilfegruppen.
Solche Selbsthilfegruppen sind für Privatpersonen eine gute Möglichkeit, sich über den aktuellen Stand von Forschungsergebnissen im eigenen Land, innerhalb Europas oder sogar weltweit zu informieren.
Beispielsweise gibt es in den USA die THC-haltigen Augentropfen *Marinol* oder *Canasol*, die bei Glaukom als verschreibungspflichtiges Medikament nach ärztlicher Verordnung verabreicht werden dürfen. *Marinol* hat bisher nur eine US-Zulassung, *Canasol* durchläuft im europäischen Markt Testreihen, unter anderem in Südtirol.
Da das Glaukom eine sehr ernsthafte Augenkrankheit ist, die ohne entsprechende Behandlung im Laufe der Zeit zum Erblinden führen kann, wäre eine baldige Zulassung in Europa natürlich sehr wünschenswert.

Sollten Sie persönlich von einer entsprechenden Diagnose betroffen sein, wenden Sie sich am besten direkt an eine Selbsthilfegruppe oder einen erfahrenen Cannabis-Arzt oder -Apotheker.

EINIGE WORTE ZUM SCHLUSS

Es fällt mir nicht leicht, liebe Leser, an dieser Stelle das Buch zu beenden.

Denn ich fühle mich wie auf einer Reise, die eigentlich noch lange nicht zu Ende ist. Auf der ich immer wieder gesucht und gefunden habe, immer wieder neue Gebiete und Bereiche entdeckt habe, von denen ich vorher keine Ahnung hatte.

Dieses Buch zu schreiben war für mich wie ein Aufbruch in unbekannte Gefilde, immer wieder spannend, manchmal auch überraschend, aber auf jeden Fall sehr bereichernd. Denn ich habe unglaublich viel gelernt über diese außergewöhnliche Pflanze, und mit jeder Recherche durfte ich neue Einsichten und Erkenntnisse gewinnen.

Ich bin mir sicher, dass das Thema »Cannabis« uns alle in Zukunft noch stärker begleiten und beschäftigen wird. Und auch dieses Buch ist nicht einfach nur zum Lesen und wieder Beiseitelegen gedacht – ich würde mir wünschen, dass es Ihnen ein wertvoller und geschätzter Begleiter wird, allein schon wegen der vielen liebevoll zusammengestellten Anregungen und genussvollen Rezepte!

Lassen Sie uns die weiteren Entwicklungen in der Presse oder auch im Internet verfolgen. Ich bin jedenfalls gespannt, wie es in Zukunft mit der Erforschung und Legalisierung von Cannabis noch weitergehen wird!

Von Herzen danken möchte ich meinem lieben Mann Graham, weil er mir immer unterstützend mit Rat und Tat zur Seite steht, und meiner »alten« Freundin Christine Stecher, der ich die Inspiration zu diesem Buch zu verdanken habe!

Ihre Elfie Courtenay Schwaigen, im März 2022

Weitere Bücher der Autorin (Auswahl):

Heilkräuter: Überliefertes Wissen für Hausapotheke und Küche, 2017.

Rauhnächte: Die geheimnisvolle Zeit zwischen den Jahren, Alte Bräuche und magische Rituale für sich entdecken, erw. Neuauflage, 2020.

Natur im Wandel: Gefährdungen durch Mensch und Klima: Zusammenhänge erkennen und verstehen, 2021.

WEITERGEHENDE INFORMATIONEN UND ADRESSEN

LITERATURNACHWEISE

Bücher

Bruining, Wernard: *Hanf heilt: Die Wiederentdeckung einer uralten Volksmedizin,* Immenstadt: MobiWell 2013.

Grotenhermen, Franjo: *Hanf als Medizin: Ein praxisorientierter Ratgeber*, 3. Auflage, Solothurn: Nachtschattenverlag 2017.

Rätsch, Christian: *Hanf als Heilmittel. Ethnomedizin, Anwendungen und Rezepte,* 1. Auflage, Aarau: AT Verlag 1998.

Rätsch, Christian/Müller-Eberling, Claudia/Storl, Wolf-Dieter: *Hexenmedizin: Die Wiederentdeckung einer verbotenen Heilkunst – schamanische Tradition in Europa.* 1. Auflage, Aarau: AT Verlag 1998.

Müller-Vahl, Kirsten R./Grotenhermen, Franjo (Hrsg.): *Cannabis und Cannabinoide: in der Medizin,* 1. Auflage, Berlin: Medizinisch Wissenschaftliche Verlagsgesellschaft 2019.

Artikel und Online-Artikel

Bachhuber, Marcus A: *Medizinische Cannabisgesetze und Opioid-Analgetika-Überdosis-Mortalität in den Vereinigten Staaten, 1999–2010*, JAMA Innere Medizin 2014.

Duncan, Conrad: *Luxembourg becames first European country to give green light to growing and using cannabis*, London: The Independent 2021, in: https://www.independent.co.uk/news/world/europe/luxembourg-eu-legalise-cannabis-b1943675.html (letzter Zugriff: 11.04.2022).

Huber, Pascale: *Cannabis in der Tiermedizin,* in: https://www.tiermedizinportal.de/magazin/cannabis-in-der-tiermedizin (letzter Zugriff: 11.04.2022).

Institut für Veterinärpharmakologie und -toxikologie: *Cannabis flos – Veterinärmedizin*, in: www.vetpharm.uzh.ch/phytodb/0063_pvm.htm (letzter Zugriff: 11.04.2022).

W. B. O'Shaughnessy: *On the preparations of the Indian Hemp or Gunjah*, in: Provincial Medical Journal and Retrospect of the Medical Sciences, 1843, in: www.jstor.org/stable/25491804?seq=1 (letzter Zugriff: 11.04.2022).

CANNABIS-APOTHEKER

Fankhauser, Dr. med. Manfred:
Einziger Apotheker in der Schweiz, der Marihuana selbst anbaut und weiterverarbeitet. Er ist ein Pionier auf diesem Gebiet und darauf spezialisiert, Cannabis-Patienten zu beraten und zu begleiten. Er ist der Autor einiger Artikel (z. B. *Kulturgeschichte: Hanf als Medikament*) und schrieb gemeinsam mit der Pharmazeutin Daniela E. Eigenmann das Buch *Cannabis in der Medizin.*
Kontaktinformationen unter:
www.panakeia.ch

Leikert, Dr. Jürgen:
Betreibt die Marien-Apotheke in Siegsdorf (Bayern). Hier werden ärztlich verordnete Cannabis-Produkte im eigenen Labor hergestellt.
Kontaktinformationen unter:
www.marien-apotheke.de

Tuschy, Dr. Thorsten:
Dr. Tuschy war einer der Pioniere in der Versorgung von Patienten mit medizinischem Cannabis und leitet die Cannabis-Abteilung der LUX99-Apotheke in Hürth.
Kontaktinformationen unter:
www.cannabis-apotheke.de/lux99

KONTAKTSTELLEN FÜR CANNABIS-MEDIZIN

Deutschland

International Association for Cannabinoid Medicines (IACM)

Die IACM ist eine gemeinnützige wissenschaftliche Gesellschaft, deren Zweck die Förderung der Kenntnisse über Cannabis, die Cannabinoide, das Endocannabinoidsystem und verwandte Themen ist. Dies wird beispielsweise erreicht durch die Förderung des Informationsaustausches zwischen Forschern, Ärzten, Patienten und der Öffentlichkeit sowie durch die Erarbeitung und Verbreitung zuverlässiger Informationen.
Kontaktinformationen unter:
https://iacm.info (englisch)
http://www.cannabis-med.org (deutsch)

Arbeitsgemeinschaft Cannabis als Medizin e.V.

Die Arbeitsgemeinschaft Cannabis als Medizin e.V. (ACM) ist ein gemeinnütziger Verein, in dem sich Patienten, Ärzte, Apotheker, Juristen und andere Interessierte aus Deutschland und der Schweiz organisiert haben. Der Verein tritt für die medizinische Verwendung von Cannabis und Cannabinoiden ein. Die ACM ist Mitglied in der IACM.
Kontaktinformationen unter:
https://www.arbeitsgemeinschaft-cannabis-medizin.de

Österreich

Hier gibt es zwei Vereine, die sich mit der medizinischen Verwendung von Cannabis-Produkten befassen.

Arbeitsgemeinschaft Cannabis als Medizin (CAM)

Die Arbeitsgemeinschaft Cannabis als Medizin versteht sich als gemeinnütziger Verein, der sich für die arzneiliche Verwendung der Hanfpflanze und Cannabinoide einsetzt.
Kontaktinformationen unter:
www.cannabismedizin.at

ARGE CANNA

Die Bürgerinitiative ARGE CANNA setzt sich seit 2014 für »Straffreistellung von Besitz und Erzeugung von Cannabis-Produkten bei Patienten mit entsprechender medizinischer Indikation« ein.
Kontaktinformationen unter:
www.arge-canna.at

Schweiz

Schweizerische Gesellschaft für Cannabis in der Medizin (SGCM)

Kontaktinformationen unter:
https://www.sgcm-sscm.ch/de

Selbsthilfenetzwerk Cannabis-Medizin (SCM)

Patienten innerhalb der ACM haben sich zu einer informellen Gruppe zusammengeschlossen, die sich vor allem im Internet regelmäßig austauscht und gegenseitig unterstützt. Mitglieder können alle Patienten werden, die an einer chronischen Erkrankung leiden und von Cannabis-Produkten medizinisch profitieren.
SCM-Mitglieder erhalten auf Wunsch einen Ausweis über ihre Mitgliedschaft. Für die Mitgliedschaft im SCM wird für ACM-Mitglieder kein zusätzlicher Mitgliedsbeitrag erhoben.
Kontaktinformationen unter:
https://selbsthilfenetzwerk-cannabis-medizin.de/

Südtirol

Cannabis Social Club

Der ehrenamtliche Verein kümmert sich um Information und Aufklärung von Patienten, außerdem um Sensibilisierung für das Thema in den Medien, auf Veranstaltungen und durch persönliche Beratungen.
Der Verein sucht Kontakt, Dialog und Zusammenarbeit mit lokalen, nationalen und internationalen Organisationen. Er organisiert Aus- und Weiterbildungen und bemüht sich um das Vorantreiben von Forschung, Entwicklung und Innovation. Mitglieder können sich zu einem individuellen Beratungsgespräch anmelden und neben anderen Leistungen auch in der Selbsthilfegruppe Unterstützung finden.

Der Verein unterhält einen wissenschaftlichen Beirat, der vorwiegend aus Ärzten und Apothekern besteht. Koordinator ist Dr. Roberto Pittini, Anästhesist aus Meran.
Der wissenschaftliche Beirat steht den Organen des Vereins sowie den Patienten beratend zur Seite.
Kontaktinformationen unter:
www.cannabissocial.eu

Sozialgenossenschaft Cannabis Competence Center
Im Juli 2021 wurde in Bozen die erste Arztpraxis in Südtirol eröffnet, die sich auf Therapien mit Cannabis spezialisiert hat. Hier finden Sie Informationen und Beratung rund um den Hanf und Hanfprodukte. Außerdem werden dort CBD in unterschiedlichen Variationen, Vaporisatoren, Kosmetik, Bücher und Hanfbekleidung verkauft.
Kontaktinformationen unter:
https://www.cannabiscenter.eu

BEZUGSQUELLEN FÜR HANFPRODUKTE

Ölmühle Benediktbeuern – Theresia Unterhaslberger
www.ölmühle-benediktbeuern.de

Online-Shop für Hanfprodukte in Österreich: www.bushdoctor.at

Online-Shop für Hanfprodukte in der Schweiz:
www.swiss-cannabis.ch

Online-Shop für Hanfprodukte in Deutschland: www.hanfbayer.de

Online-Shop für Hanfprodukte in Deutschland:
www.hanf-zeit.com

KONTAKTADRESSEN ZUM THEMA HANFANBAU

www.hanfbayer.de
www.standort-tirol.at/alpenhanf360
https://www.barfuss.it/story/%E2%80%9Ehanf-macht-autonom%E2%80%9C
www.ecopassion.com
www.norischerhanf.org

INFORMATIONEN ZUR THC-GRENZWERTERHÖHUNG

Während der Entstehung dieses Buches kam es am 02.12.2021 zu folgender Pressemitteilung, die ich hier als indirekten Bericht wiedergeben möchte und die als ein kleiner Schritt in Richtung Cannabis-Legalisierung gesehen werden kann:

> **Starker Impuls für Nutzhanf in Europa: THC-Höchstgehalt auf dem Feld wieder bei 0,3 %**
>
> Das europäische Parlament hat am 24. November 2021 mit der Verabschiedung der neuen Gemeinsamen Europäischen Agrarpolitik (GAP) einen starken Impuls für die europäische Hanfindustrie ausgelöst. Heute hat der Rat der EU den Vorschlag des Parlaments angenommen. Das bedeutet u. a., dass der THC-Höchstgehalt für Nutzhanf auf dem Feld wieder von 0,2 auf 0,3 % steigt.
> Die neue GAP, die am 1. Januar 2023 in Kraft tritt, räumt den Landwirten die Möglichkeit ein, Direktzahlungen für Hanfsorten zu erhalten, die im EU-Katalog eingetragen sind und einen THC-Gehalt von höchstens 0,3 % aufweisen. Diese Änderung führt zu einer potenziellen Erweiterung der Zahl der im EU-Katalog zugelassenen Hanfsorten.
> Der Wert von 0,3 % gilt allerdings nur für den Fall, dass Landwirte Direktzahlungen erhalten wollen. In Europa ist es weiterhin möglich, auf dem Feld Hanf mit einem THC-Gehalt von mehr als

0,3 % anzubauen, sofern dies nach nationalen Vorschriften zulässig ist. In Italien liegt der zulässige Grenzwert beispielsweise bei 0,6 %, in Tschechien bei 1,0 %.

Daniel Kruse – Hanfpionier und Präsident der EIHA:
»Ich habe über ein Jahrzehnt für diesen Moment gekämpft. Mein Dank geht an unser hervorragendes Team in Brüssel für die erfolgreiche Umsetzung. Dies ist ein großer Tag für den Hanfsektor und für eine grünere Zukunft in Europa. Im internationalen Vergleich sind 0,3 % immer noch ein niedriger Grenzwert. Die Schweiz, im Herzen Europas, und auch andere EU-Länder arbeiten bereits mit höheren Grenzwerten, um Marihuana von Industriehanf zu unterscheiden. Wissenschaftliche Studien und langjährige Erfahrungen belegen, dass höhere Grenzwerte absolut kein Sicherheitsrisiko darstellen.
Endlich legt die EU den Grundstein für einen wachsenden, grünen und nachhaltigen Industriehanfsektor in der gesamten Union. Das ist die Chance, im weltweiten Wettbewerb wieder gleiche Ausgangsbedingungen zu schaffen. Jetzt wird der EU-Hanfmarkt einen starken Impuls erfahren, um mit der internationalen Konkurrenz gleichzuziehen.«

Lorenza Romanese – Geschäftsführerin der EIHA:
»Ich bin stolz auf das, was wir heute erreicht haben. Wir haben hart gearbeitet, um sicherzustellen, dass Hanf in der Gemeinsamen Agrarpolitik die Anerkennung erhält, die er verdient. Ich würde sagen, dass dieser kleine Schritt zeigt, dass die EU-Gesetzgeber näher dran sind, die Existenz eines legitimen europäischen Hanfsektors vollständig anzuerkennen und zu würdigen. Wie ich bereits mehrfach gesagt habe, ist dies jedoch noch nicht alles. Wir müssen weiter zusammenarbeiten, denn es gibt noch andere Bereiche, in denen Hanf eine bessere Regulierung verdient, aber wir sind auf dem richtigen Weg.«

Quelle: https://www.presseportal.de/pm/141925/5088997 (abgerufen am 11.04.2022)

DEFINITIONEN UND ERLÄUTERUNGEN

Cannabinoide sind die mehr als 100 spezifischen Inhaltsstoffe der Hanfpflanze. Das pharmakologisch wichtigste Cannabinoid im Hanf ist das THC (Delta-9-Tetrahydrocannabinol) beziehungsweise das Dronabinol.

Cannabinoid-Rezeptoren sind spezifische Bindestellen auf vielen Körperzellen, zum Beispiel Nervenzellen und weißen Blutkörperchen, an die Endocannabinoide und pflanzliche Cannabinoide andocken und dadurch bestimmte Reaktionen auslösen können.

Cannabis sativa, kurz Cannabis, ist der lateinische Gattungsname für die Hanfpflanze. Zusammen mit der Gattung Hopfen gehört Cannabis zur Familie der Cannabidaceae (Cannabisartigen).

CBD (Cannabidiol) ist das wichtigste Cannabinoid im Faserhanf und kommt im oberen Pflanzendrittel mit einer Konzentration von 0,5 bis 2 % vor. Wo Faserhanf mit einer entsprechenden Genehmigung von Landwirten angebaut werden darf, dürfen Tees aus den Blättern und Blüten sowie Extrakte hergestellt werden. Tees enthalten naturgemäß nur geringe Mengen an CBD, während alkoholische oder ölige Extrakte aus den Blüten große CBD-Mengen enthalten können.

Delta-9-Tetrahydrocannabinol ist der pharmakologisch wichtigste Cannabis-Inhaltsstoff, kurz THC oder Delta-9-THC. Er ist sowohl für den charakteristischen Cannabis-Rausch (High) verantwortlich als auch im Wesentlichen für die meisten medizinischen Wirkungen. Ein anderer Name ist Dronabinol.

Dronabinol ist ein anderer Name für das natürlich in der Hanfpflanze vorkommende THC. Dronabinol darf in Deutschland und Österreich auf einem Betäubungsmittelrezept verschrieben werden.

Endocannabinoide sind Substanzen, die vom Organismus selbst gebildet werden. Sie sind natürliche Botenstoffe des Körpers. Ihre Wirkung beruht u. a. auf der Bindung an Cannabinoid-Rezeptoren.

Hanf ist eine grüne, zweigeschlechtliche, normalerweise einjährige Pflanze (Cannabis sativa). THC-arme Hanfsorten werden als Faserhanf oder Industriehanf auch in Deutschland angebaut. THC-reiche Hanfsorten werden als Medizinalhanf oder auch Drogenhanf bezeichnet. Aus diesem werden Marihuana (Cannabis-Blüten) und Haschisch (Cannabis-Harz) gewonnen.

Haschisch wird das Cannabis-Harz genannt, das die Hanfpflanze über entsprechende Drüsen absondert. Es ist besonders THC-reich mit Konzentrationen von 3 bis 25 %. Haschisch wird für den Verkauf meistens in kleine Platten gepresst. Minderwertige Ware ist häufig gestreckt, zum Beispiel mit Fett oder Hennapulver.

Marihuana besteht aus getrockneten Blättern und Blüten des Drogenhanfs. Meist werden nur die weiblichen Hanfpflanzen zur Gewinnung von Marihuana genutzt (THC-Gehalt 1–25 %), da sie wesentlich THC-reicher sind als die männlichen. Die Blüten enthalten mehr THC als die Blätter, vorzugsweise werden auch nur die oberen, blütennahen Blätter geerntet. Die Trocknung dauert etwa 14 Tage, man benötigt dafür einen trockenen, luftigen Ort (beispielsweise einen Dachboden).

Marinol ist ein synthetisch hergestelltes Dronabinol-Präparat in Kapselform.

Nabilon ist eine weitere synthetische Variante von THC (Dronabinol), die in Deutschland rezeptierfähig ist. 1 Milligramm Nabilon wirkt etwa so stark wie 7 bis 8 Milligramm Dronabinol. Über entsprechende Auslandsapotheken kann Nabilon aus dem Ausland bezogen werden.

Sativex ist ein Cannabis-Extrakt, der in Deutschland für die Behandlung von Multipler Sklerose zugelassen ist. Bei einer Verschreibung für diese Indikation erstatten die Krankenkassen die Kosten. Sativex enthält zu gleichen Teilen THC und CBD.

THC ist die Abkürzung für Tetrahydrocannabinol. Damit ist in der Regel der natürlich in der Pflanze vorkommende Inhaltsstoff gemeint, der auch Dronabinol genannt wird.

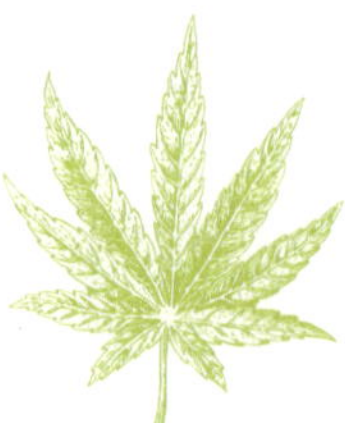

Barbara Willen mit Andrea Micus

Die *Beeren*-Apotheke

Einfache Hausmittel direkt aus der Natur

Beeren sind echte Naturmedizin! Sie enthalten nicht nur viele Vitamine, sondern stecken auch voller Anthocyane, die entgiften, Entzündungen hemmen und den Blutdruck regulieren. Die Expertin Barbara Willen klärt in diesem Ratgeber über die natürliche Heilkraft von Beeren auf und bietet zahlreiche Anwendungsmöglichkeiten der kleinen Power-Früchte. Sie stellt zehn aromatische Beerenarten vor und erklärt Schritt für Schritt, wie wir sie nicht nur genießen, sondern auch als Heilmittel nutzen können. Ob frisch oder getrocknet, ob pur oder als Tee, Saft, Sirup, Mus und Tinktur: Beeren sind wahre Allround-Talente für Körper und Seele.

Mit Rezepturen zu: Brombeeren, Erdbeeren, Himbeeren, Holunderbeeren, Stachelbeeren, Johannisbeeren, Sanddornbeeren, Preiselbeeren, Blaubeeren, Moltebeeren

KNAUR
MENSSANA

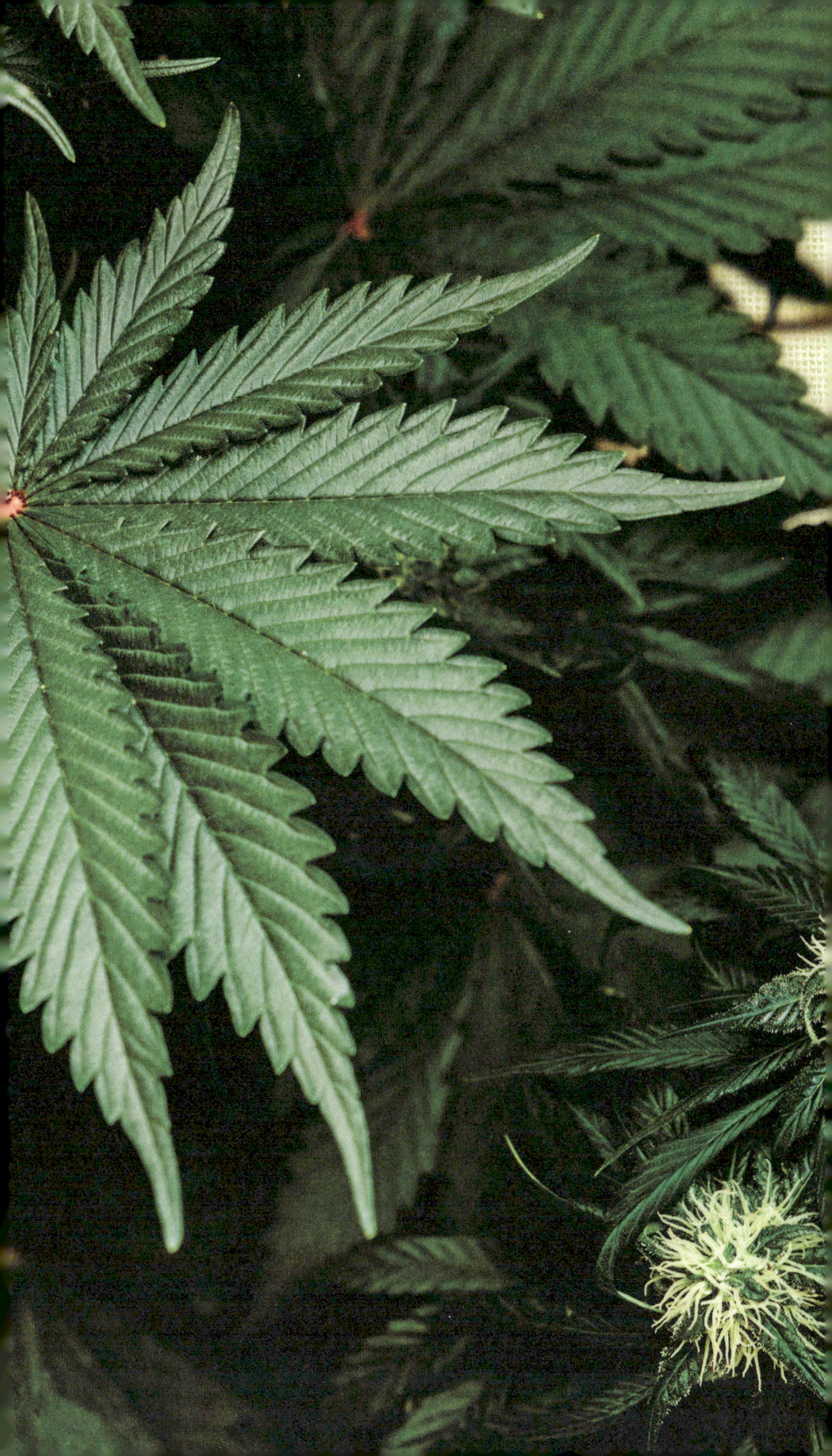

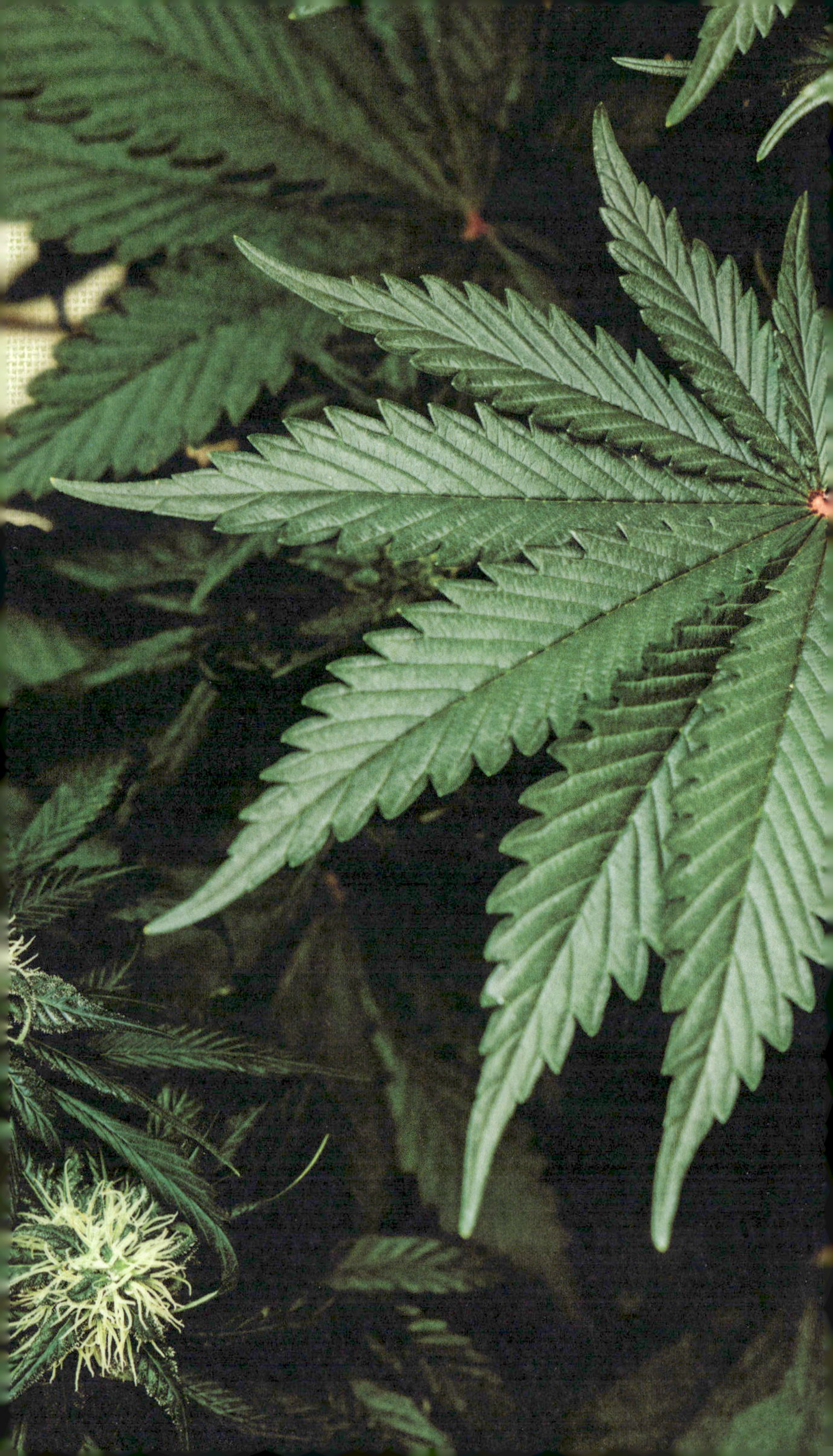